APLICAR LA SIMULACIÓN EN CIENCIAS DE LA SALUD: BASES Y EVIDENCIAS

Departamento de Enfermería Fundamental y Clínica
Grupo de Investigación Enfermera en Simulación de Cataluña y Andorra (GRISCA)

José Antonio Sarria-Guerrero (coord.)
Montserrat Aldomà i Gómez
Carolina Chabrera Sanz
Montserrat Faro Basco
Mariona Farrés Tarafa
Montserrat Lamoglia Puig
Noemí Navais Barbetitos
Mònica Negredo Esteban
Marta Raurell Torredà
Ester Peñataro Pintado
Carolina Rascón-Hernán
Encarna Rodríguez Higueras
Ángel Romero-Collado
Olga Travesset Rey

449 TEXTOS DOCENTS

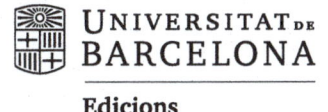

UNIVERSITAT DE BARCELONA
Edicions

Universidad de Barcelona. Datos catalográficos

Aplicar la simulación en ciencias de la salud : bases y
evidencias. – (Textos docents ; 449)

Inclou referències bibliogràfiques
ISBN 978-84-1050-134-8

I. Aldomà i Gòmez, Montserrat II. Sarria-Guerrero,
José Antonio, editor literari III. Universitat
de Barcelona. Departament d'Infermeria Fonamental
i Medicoquirúrgica IV. Col·lecció: Textos docents
(Universitat de Barcelona) ; 449
1. Simulació (Ciències de la salut)   2. Educació
superior

© Edicions de la Universitat de Barcelona
  Adolf Florensa, s/n
  08028 Barcelona
  Tel.: 934 035 530
  comercial.edicions@ub.edu
  edicions@ub.edu

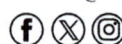

ISBN: 978-84-1050-134-8
Depósito legal: B 11658-2025
Impresión y encuadernación: Gráficas Rey

Índice

CAPÍTULO 1.
BASES TEÓRICAS Y EVIDENCIA ACTUAL SOBRE LA METODOLOGÍA DE LA SIMULACIÓN

Tema 1

Estado actual de la simulación en los grados universitarios de Ciencias de la salud: niveles unidisciplinario e interprofesional

Marta Raurell Torredà (Facultad de Enfermería. Universidad de Barcelona)

El proceso de Bolonia, que se desarrolló en Europa para adaptar la educación superior a la evolución de la sociedad y al avance del conocimiento científico, ha implicado un cambio en el concepto de enseñanza-aprendizaje, ya que ha pasado de la adquisición de conocimiento a centrarse en la adquisición de competencias para ejercer la profesión escogida.

Para mejorar la adquisición de competencias a través del entrenamiento profesional de las enfermeras surge la recomendación de manera globalizada, tanto en las Escuelas y Facultades de Enfermería nacionales como internacionales, de complementar las horas de práctica clínica con una metodología de aprendizaje novedosa, integradora y emergente, la simulación de alta fidelidad. Este sistema de aprendizaje y evaluación permite formar y evaluar a futuros profesionales de la salud en un entorno que imita el ámbito asistencial, sin riesgo para el paciente y centrándose en el estudiante, quien recibe un *feedback* participativo e inmediato entre profesores y alumnos con el objetivo de desarrollar habilidades técnicas (procedimientos) y no técnicas (toma de decisiones, liderazgo, pensamiento crítico, comunicación y trabajo en equipo). La metodología permite desarrollar estas habilidades de forma uni e interdisciplinar, con otros profesionales de la salud, a lo largo de la formación académica.[1]

La reciente revisión de Bogossian y colaboradores muestra cómo se ha regulado la simulación en algunos países, aunque no encontraron ninguna referencia respecto a Europa.[2] En Inglaterra, Nursing and Midwifery Council (NMC), en sus directrices de 2009, permitía que la simulación sustituyera 300 de las 2.300 horas (13%) de práctica clínica requerida según la normativa de la Comunidad Europea 2013/55 UE. En una revisión posterior, en junio de 2017, la NMC aumentó dicho porcentaje al 50%.

En Estados Unidos, cada estado tiene su propia regulación, con una horquilla que oscila del 20 al 50% de sustitución de práctica clínica por simulación.[3] La National Council of State Boards of Nursing (Asociación de Colegios de Enfermería), ante la demanda por parte de las facultades de poder sustituir la práctica clínica por actividades de simulación en laboratorio, analizó, mediante un ensayo clínico, tres cohortes de estudiantes. Se evaluó si la sustitución de un 25 y un 50% de la práctica clínica por simulación repercutía negativamente en la calidad final de la formación, concluyendo que no existían diferencias entre grupos. Es más, en el análisis de la capacidad de juicio clínico, los grupos que realizaron simulación puntuaban mejor.[4]

Curl propone que 1 hora de simulación sustituya a 2 horas de práctica clínica.[5]

La educación interprofesional (IPE) no es un fenómeno reciente y está experimentando un reenfoque global debido a los distintos servicios de salud que dan cobertura al paciente, que cada vez es más complejo y está más envejecido en los países desarrollados. Distintos autores e informes identifican la IPE como un punto de partida para transformar la atención sanitaria, siendo el aprendizaje cooperativo el primer paso para el cambio de estos futuros profesionales. Esta formación IPE se describe como el proceso por el que un grupo de estudiantes o profesionales de dos o más profesiones relacionadas con la salud durante determinados periodos de su formación aprenden con, de y unos de los otros para mejorar la colaboración y la calidad del cuidado del paciente.[6, 7]

La simulación interprofesional brinda la experiencia de trabajar en actividades interdisciplinares con los colegas, como, por ejemplo, realizar y sintetizar la valoración del paciente, reconocer cuándo es necesaria la colaboración interprofesional para compartir la solución a problemas del paciente, exponer verbalmente el plan de cuidados propio a otro profesional de la salud y comunicar a tiempo, de forma sensible y constructiva los posibles desacuerdos entre los miembros del equipo interprofesional.[8]

Actitudes negativas entre diferentes profesiones se desarrollan de manera precoz a nivel de grado. Es lo que se conoce como la influencia del currículum oculto,[9, 10] un conjunto de influencias o mensajes no intencionados que funcionan a nivel institucional y cultural y que son la causa de la desconexión entre lo que la enfermera aprende en la universidad y lo que experimenta en el ejercicio profesional. Ginsburg y colaboradres[11] encuestaron a 4.496 graduados recientes de enfermería (n = 2.196), medicina (n = 1.779) y farmacia (n = 521), usando un cuestionario para evaluar el conocimiento en seguridad del paciente, HP Education in PS Survey (H-PEPSS). La confianza de las enfermeras para manejar el conflicto interprofesional, compartir decisiones y comunicarse de un modo abierto disminuye cuando se les pregunta después de incorporarse en el entorno laboral respecto el que tenían cuando estaban en clase. Esto no ocurre con los graduados de medicina y farmacia.

Las asociaciones americanas de médicos, enfermeras, farmacéuticos, odontólogos y salud pública recomendaron desarrollar la educación interprofesional y definieron las cuatro competencias del trabajo en equipo, entendiendo por equipo cuando dos o más individuos con conocimientos especializados, que tienen roles específicos, toman decisiones concretas y llevan a término tareas independientes que se adaptan entre sí para compartir el objetivo final de proporcionar una atención segura al paciente:[7]

- Valores y ética: trabajar con otros profesionales para mantener un clima de respeto mutuo y compartir valores.
- Roles y responsabilidades: usar el conocimiento del propio rol y del de los otros profesionales para conseguir los objetivos que necesita el paciente y/o la población.
- Comunicación interprofesional: comunicarse con los pacientes, la familia, la comunidad y otros profesionales de forma responsable para ayudar al equipo a mantener la salud y tratar la enfermedad.
- Trabajo en equipo interprofesional: desarrollar relaciones basadas en los valores y los principios de la dinámica del equipo para funcionar de forma efectiva con los distintos roles y proporcionar una atención centrada en el paciente / población que sea segura, a tiempo, eficiente, efectiva e igualitaria.

La American Association of Colleges of Nursing (AACN) integró la colaboración interprofesional como una de las competencias a alcanzar en la formación de grado.[12] En la revisión publicada por Murdoch y colaboradores,[13] fueron 17 los estudios que se basaron en la educación interprofesional utilizando simulación de alta fidelidad, es decir, maniquíes interactivos o un paciente estandarizado, si bien algunos de forma híbrida con otras metodologías como el estudio de casos. Once estudios reportaron el valor de la simulación para conocer los distintos roles y la importancia de los otros miembros del equipo, y diez mostraron un aumento de la confianza y confort para colaborar con otros profesionales después de la simulación.

Bibliografía

1. Raurell Torredà M (coord.), Sarria Guerrero JA, Hidalgo Blanco MA, Uya Muntañà J, González Pujol A (2017). Simulación en Ciencias de la Salud. Barcelona: Publicaciones UB. ISBN: 978-84-475-4137-9.
2. Bogossian FE., Cant RP, Ballard EL, Cooper SJ, Levett-Jones TL, McKenna LG, Ng, LC, Seaton PC (2019). Locating

'gold standard' evidence for simulation as a substitute for clinical practice in prelicensure health professional education: a systematic review. J Clin Nurs, 19 de junio. Doi: 10.1111/jocn.14965 (Epub antes de su impresión).

3. Breymier TL, Rutherford-Hemming T, Horsley TL, Atz T, Smith LG, Badowski D, Connor K (2015). Substitution of clinical experience with simulation in prelicensure nursing programs: a national survey in the United States. Clinical Simulation in Nursing, 11 (11): 472-478.

4. Hayden JK, Smiley RA, Alexander M, Kardong-Edgren S., Jeffries PR (2014). The NCSBN National Simulation Study: A Longitudinal, Randomized, Controlled Study Replacing Clinical Hours with Simulation in Prelicensure Nursing Education. Journal of Nursing Regulation. Recuperado de www.scholarworks.boisestate.edu/nursing_facpubs/145

5. Curl ED, Smith S, Chisholm LA, McGee LA, Das K. (2016). Effectiveness of integrated simulation and clinical experiences compared to traditional clinical experiences for nursing students. Nursing Education Perspectives, 37 (2): 72-77.

6. Institute of Medicine (IOM) (2015). Measuring the Impact of Interprofessional Education on Collaborative Practice and Patient Outcomes. Washington: The National Academies Press.

7. Interprofessional Education Collaborative (IPEC) (2011). Core competencies for Interprofessional Collaborative Practice. Report of an expert panel. Washington, D.C. Accessible en: www.aacn.nche.edu/education. Consultado el 12 de enero de 2019.

8. Koo LW, Idzik SR, Hammersla MB, Windemuth BF (2013). Developing standardized patient clinical simulations to apply concepts of interdisciplinary collaboration. J Nurs Educ, 52 (12): 705-787.

9. Del Prato D (2013). Students' voices: the lived experience of faculty incivility as a barrier to professional formation in associate degree nursing education. Nurse Educ Today, 33 (3): 286-290.

10. Fried JM, Vermillion M, Parker NH, Uijtdehaage S (2012). Eradicating medical student mistreatment: a longitudinal study of one institution's efforts. Acad Med, 87: 1191-1198.

11. Ginsburg L, Castel E, Tregunno D, Norton PG (2012). The H-PEPSS: an instrument to measure health professionals' perceptions of patient safety competence at entry into practice. BMJ Qual Saf, 21 (8): 676-684.

12. American Association of Colleges of Nursing (2008). [Internet]. The essentials of baccalaureate education for professional nursing practice [consultado en julio de 2020]. Disponible en: www.aacnnursing.org/Education-Resources/Tool-Kits/Baccalaureate-Essentials-Tool-Kit

13. Murdoch NL, Bottorff JL, McCullough D. (2014). Simulation education approaches to enhance collaborative healthcare: a best practices review. Int J of Nurs Educ Scholars, 8: 10.

Tema 2

Evidencias sobre la metodología de la simulación

Marta Raurell Torredà (Facultad de Enfermería, Universidad de Barcelona)
Ester Peñataro Pintado (Escola Universitària d'Infermeria i Teràpia Ocupacional de Terrassa)

La metodología de la simulación tiene como ventaja que permite la práctica repetitiva (tratar más de una vez el mismo caso) y entrenarse con casos clínicos que no se observan con frecuencia en la práctica clínica o que, si lo hacen, el estudiante es meramente un actor pasivo (por ejemplo, pacientes en estado de *shock* o parada cardiorrespiratoria).[1]

En general, la simulación es mejor que otras metodologías de aprendizaje[2] (lecturas, grupos de discusión, entrenamiento basado en vídeos). Por otra parte, cabe considerar que aumentar el tiempo de aprendizaje y de *feedback* (de *briefing*) mejora la calidad de la simulación.[3] Durante el caso clínico, es necesario que el estudiante disponga del tiempo suficiente para ejecutar las distintas intervenciones, y la simulación permite entrenar y evaluar con calidad las habilidades psicomotoras.[3] Se recomienda proporcionar pocas pistas al estudiante durante la simulación para evitar que dependa demasiado del facilitador-instructor.[4]

Según la revisión de Haddeland y colaboradores,[5] lo ideal es programar la simulación en grupos de 4 a 6 estudiantes, ya que más de seis se relaciona con una mayor insatisfacción con el aprendizaje recibido. Repetir los mismos casos a lo largo de las distintas sesiones resulta eficaz, puesto que, como ya se ha comentado, mejora el aprendizaje gracias a la práctica repetitiva.

La simulación es muy efectiva en estudiantes de grado más que en profesionales. La sensibilidad al cambio (la capacidad que tiene un instrumento para detectar cambios clínicos importantes) es más alta en estudiantes de grado ($d = 1.14$), seguida de estudiantes de posgrado ($d = 1.06$) y enfermeras ($d = 0.32$).[6]

En cuanto a la realidad virtual, todavía existe poca evidencia sobre su efectividad en estudiantes de grado.[7] Distintas revisiones han usado el modelo de Kirkpatrick[8] para evaluar el impacto de la formación basada en la simulación, el cual establece cuatro niveles de evaluación:

- Nivel 1 (N1). Evaluación de la reacción (o satisfacción): se evalúa la reacción de los participantes en el programa de formación.
- Nivel 2 (N2). Evaluación del aprendizaje (competencia/conocimiento): se evalúan las competencias adquiridas.
- Nivel 3 (N3). Evaluación de la conducta (transferencia): se evalúa la transferencia de los aprendizajes al lugar de trabajo. Es la comprobación de la transferencia de la acción formativa a la práctica clínica diaria del profesional.
- Nivel 4 (N4). Evaluación de los resultados en la organización (impacto): el grado en el que se producen los resultados esperados del programa y estos contribuyen al resultado más alto de la organización.

Según el metaanálisis de Cook[3] (Tabla 2.1), la simulación resulta muy eficaz para mejorar las habilidades y el comportamiento del estudiante con el paciente, pero modifica poco el conocimiento. Por eso, algunos autores[9] recomiendan ampliar el concepto inicial de *prebrefieng*, o antes de la simulación (objetivos de aprendizaje de la sesión de simulación, conocimiento de roles y del entorno del laboratorio), a otro más amplio: entrenar el conocimiento antes de la simulación para ayudar al estudiante a conseguir los objetivos de aprendizaje, por ejemplo, estudiar previamente, mediante formatos *online*, el caso clínico que se va a simular en el laboratorio para que el estudiante relacione conocimientos ya integrados con el caso clínico que se va a trabajar en el laboratorio.

Tabla 2.1: Sensibilidad al cambio para los distintos niveles del modelo de Kirkpatrick[3]

Niveles	Índice Cohen d	Heterogenia
Satisfacción estudiante	0.49 [IC 95% 0.22-0.76]	I2 = 81%, eliminado sesgo de publicación
Conocimiento	0.18 [IC 95% 0.04-0.33]	I2 = 84%, eliminado sesgo de publicación
Habilidades: tiempo que necesita para completar la tarea	0.36 [IC 95% 0.02-0.69]	I2 = 73%, calculado usando el mismo simulador para la formación y la evaluación
Habilidades: medida del proceso (nota global)	0.25 [IC 95% 0.10-0.41]	I2 = 79%, eliminado sesgo de publicación
Comportamiento del estudiante con el paciente	0.87 [IC 95% 0.02-1.72]	Solo evaluaron ensayos clínicos
Efectos en el cuidado del paciente	0.36 [IC 95% 0.06-0.78]	I2 = 70%, de los 9 estudios evaluados, 7 son ensayos clínicos

Una revisión más reciente de los mismos autores, Cook y colaboradores,[10] afirma que pocos estudios de los analizados evalúan los niveles 3 y 4 de Kirkpatrick. De los 417 estudios revisados, solo evalúan el nivel 3 el 7%, y el nivel 4, el 1%. Además, la mayoría de los estudios evalúan habilidades técnicas (quirúrgicas, diagnósticas, auscultación o guías de soporte vital avanzado). Solo 31 estudios de 417 (7.4%) evalúan habilidades no técnicas.

Shin y colaboradores[6] concluyen, en su revisión, al igual que Cook,[3] que el cambio es más importante en habilidades psicomotoras (d = 1.14) que en habilidades cognitivas (d = 0.37). Es menor en la autoevaluación del estudiante (d = 0.59), exámenes (d = 0.4) o notas finales de asignatura (d = 0.21). También aporta que es más significativo para la educación clínica (d = 1.96) que para aspectos éticos y legales (d = 0.4) o salud pública (d = 0.31).

En cuanto a los distintos niveles de simulación, el cambio es más significativo con la simulación de alta fidelidad (d = 0.81), en concreto con el paciente estandarizado (d = 0.54), y menor con la simulación de baja fidelidad (d = 0.34).[6]

Posteriormente, Kim y colaboradores, en su estudio, también aportan datos similares al estudio anterior sobre el efecto de los diferentes niveles de simulación, siendo mayor en la simulación de alta fidelidad (0.86) y en los pacientes estandarizados (0.86) respecto a las simulaciones híbridas (0.34) o de baja fidelidad (0.35).[2]

Seaton y colaboradores[11] también usaron el modelo de Kirkpatrick[8] para evaluar la efectividad de la simulación para formar en seguridad del paciente. No encontraron ningún estudio que evaluara dicha formación a nivel de grado, solo de posgrado y a profesionales. Concluyeron que la simulación resulta útil para entrenar cómo prevenir y controlar infecciones, practicar el proceso de administración de la medicación, así como el traspaso de información y reconocer el deterioro del paciente.

En el caso de estudiantes de grado, la revisión de Tella y colaboradores[12] aporta que la simulación puede ser conveniente para practicar el lavado de manos, adquirir el hábito de presentarse a los pacientes y a la familia, usar dobles identificadores, potenciar la comunicación centrada en el paciente, así como en cuanto a estrategias de comunicación como Situation-Background-Assessment-Recomentadion (SBAR). La simulación tiene un valor añadido que no permite la práctica clínica: entrenar el error, es decir, por qué ha sucedido dicho error (identificarlo) y desarrollar conocimientos y habilidades para evitarlo o minimizar sus efectos si se repite en otras ocasiones.[12] Concluyen que sigue existiendo una brecha entre la educación universitaria y la práctica clínica, y que la simulación es un método eficiente para reducirla, aunque para ello es necesario potenciar la colaboración entre el ámbito académico y las instituciones clínicas, que exista diversidad en el profesorado.[12]

Concretamente, para la simulación interprofesional, la complejidad tecnológica actual en el ámbito clínico requiere que los profesionales tengan un alto grado de especialización, lo que resta tiempo para la educación interprofesional.[13] La simulación interprofesional permite a los estudiantes aprender unos de los otros y avanzar del «nosotros» (enfermeras) y «ellos» (médicos) para pensar como «nosotros» (equipo).[13]

Las principales barreras para la implementación de la educación interprofesional son el liderazgo, la planificación de agendas, los costes y la financiación. Algunos profesores son reticentes a iniciar la simulación interprofesional porque desconocen los roles de las otras profesiones.[14]

Según Rutherford-Hemming y colaboradores,[14] la simulación interprofesional aún no se ha desarrollado en muchas universidades. Encontraron 14 estudios publicados entre enero de 2011 y agosto de 2016 que integraban la simulación interprofesional en su currículum, pero el 35% de ellos no usaban instrumentos validados para evaluar los resultados de dicha formación.

Según Reeves y colaboradores,[15] falta más investigación para afirmar que la educación interprofesional mejora los resultados en los pacientes. En general, la percepción entre profesiones mejora a medida que los estudiantes reciben más horas de simulación interprofesional, tanto en estudiantes de enfermería como de medicina (d = 0.7). Se observa un cambio mayor en las dimensiones del trabajo en equipo y roles/responsabilidades que en los resultados en el paciente.[13]

En cuanto a los estereotipos relacionados con cada profesión, los de los estudiantes de medicina suelen variar poco, mientras que los estudiantes de enfermería mejoran su opinión acerca de los médicos a medida que van participando más en la simulación interprofesional.[13]

El estudio de Wilcox y colaboradores[16] identifica los siguientes beneficios de la simulación interprofesional:

- Cambios en las actitudes y percepciones de los estudiantes.
- Disminución de los problemas de comunicación.
- Mejora en la confianza profesional.
- Mejora del respeto entre profesiones diferentes.
- Mejora de la cooperación y flexibilidad.
- Construcción de redes interprofesionales.
- Aumento de los conocimientos de roles y habilidades de las otras profesiones.

Así como las distintas barreras:

- Cultura profesional y estereotipos.
- Jerarquía dentro de la medicina.
- Lenguajes diferentes.
- Acreditación, currículum y diferentes horarios académicos.
- Separación geográfica de los campus.
- Falta de financiación y soporte administrativo.

Bibliografía

1. Bogossian FE, Cant RP, Ballard EL, Cooper SJ, Levett-Jones TL, McKenna LG, Ng LC, Seaton PC (2019). Locating 'gold standard' evidence for simulation as a substitute for clinical practice in pre-licensure health professional education: A systematic review. J Clin Nurs, 19 de junio. Doi: 10.1111/jocn.14965. [Epub antes de su impresión].
2. Kim J, Park JH, Shin S (2016). Effectiveness of simulation-based nursing education depending on fidelity: a meta-analysis. BioMed Central Medical Education, 16: 152.
3. Cook DA, Brydges R, Hamstra SJ, Zendejas B, Szostek JH, Wang AT, Erwin PJ, Hatala R (2012). Comparative effectiveness of technology-enhanced simulation versus other instructional methods: a systematic review and meta-analysis. Simul Healthc, 7 (5): 308-320.
4. Jeffries PR (2012). Simulation in Nursing Education: From Conceptualization to Evaluation. Nueva York: National League for Nursing.
5. Haddeland K, Slettebo A, Carstens P, Fossum M (2018). Nursing students managing deteriorating patients: a systematic review and meta-analysis. Clinical Simulation in Nursing, 21: 1-15.
6. Shin S, Park JH, Kim JH (2015). Effectiveness of patient simulation in nursing education: Meta-analysis. Nurse Education Today, 35: 176-182.
7. Rourke S (2019). How does virtual reality simulation compare to simulated practice in the acquisition of clinical psychomotor skills for pre-registration student nurses? A systematic review. Int J Nurs Stud, 14 de noviembre, 102: 103466.
8. Kirkpatrick DL (1994). Evaluating training programs: The four levels. San Francisco: Bernett-Koehler.
9. Page-Cutrara K (2014). Use of prebriefing in nursing simulation: a literature review. J Nurs Educ, 53 (3): 136-141.
10. Cook DA, Brydges R, Zendejas B et al (2013). Technology-enhanced simulation to assess health professionals: A systematic review of validity evidence, research methods, and reporting quality. Acad Med, 88: 872-883.
11. Seaton P, Levett-Jones T, Cant R, Cooper S, Kelly MA, McKenna L, Ng L, Bogossian F (2018). Exploring the extent to which simulation-based education addresses contemporary patient safety priorities: A scoping review. Collegian. [Artículo en prensa].
12. Tella S, Liukka M, Jamookeeah D, Smith NJ, Partanen P, Turunen H (2014). What do nursing students learn about patient safety? An integrative literature review. J Nurs Educ, 53 (1): 7-13.
13. Horsley TL, Reed T, Muccino K, Quinones D, Siddall VJ, McCarthy J (2016). Developing a Foundation for Interprofessional Education Within Nursing and Medical Curricula. Nurse Educ, septiembre-octubre, 41 (5): 234-238.
14. Rutherford-Hemming T, Lioce L (2018). State of Interprofessional Education in Nursing: A Systematic Review. Nurse Educ, enero-febrero, 43 (1): 9-13.
15. Reeves S, Perrier L, Goldman J, Freeth D, Zwarenstein M (2013). Interprofessional education: effects on professional practice and healthcare outcomes (update). Cochrane Database of Systematic Reviews, número 3. Art. n.º CD002213.
16. Wilcox J, Miller-Cribbs J, Kientz E, Carlson J, DeShea L (2017). Impact of Simulation on Student Attitudes about Interprofessional Collaboration. Clinical Simulation in Nursing, 13, 390-397.

Tema 3

Modelos teóricos de aprendizaje en los que se puede basar la simulación

Marta Raurell Torredà (Facultad de Enfermería, Universidad de Barcelona)
Ester Peñataro Pintado (Escola Universitària d'Infermeria i Teràpia Ocupacional de Terrassa, UAB)

Modelo del principiante al experto: Patricia Benner

«La práctica enfermera es más que la colección de técnicas y habilidades. Es la integración de conocimientos y habilidades lo que contribuye al carácter y desarrollo de la práctica».[1]

La teoría de Benner es un modelo educativo que se creó para ayudar a los estudiantes a trasladar el conocimiento enfermero de la clase a la práctica clínica. Cuando mayor tiempo esté en contacto con algún tipo de paciente, mayor es la capacidad de predecir y de actuar basado en la experiencia. Distingue cinco niveles de competencia (Figura 3.1):

- Primer nivel (enfermera novel): la enfermera focaliza su atención en objetivos mesurables, como los signos vitales. Guía sus intervenciones según las normas que ha aprendido en clase. No tiene sentido de la responsabilidad con la situación porque está concentrada en valorar los signos y síntomas.
- Segundo nivel (enfermera con poca experiencia): la enfermera ya ha tenido suficientes experiencias prácticas como para relacionar los signos y síntomas con manifestaciones de una enfermedad. Guía sus intervenciones según lo dispuesto en las guías clínicas o protocolos relacionados con la enfermedad identificada. Su responsabilidad se limita a priorizar y organizar las intervenciones con suficiente habilidad para mantener en buen estado al paciente.
- Tercer nivel (enfermera competente): la enfermera ejecuta planes de cuidado con objetivos a largo plazo. Guía sus intervenciones valorando el efecto que tienen en la globalidad de la atención al paciente. Su responsabilidad le permite identificar diferencias entre el conocimiento aprendido en clase y las demandas que le solicita la práctica clínica.
- Cuarto nivel (enfermera eficiente): la enfermera es capaz de valorar de manera más precisa los cambios en los signos y síntomas del paciente y, sin consultar guías clínicas o protocolos, toma decisiones basadas en su propia valoración.
- Quinto nivel (enfermera experta): valora al paciente de forma intuitiva, sin perder tiempo en señales superficiales y sin necesidad de diagnósticos alternativos para discriminar las necesidades reales del paciente. Tiene un profundo conocimiento de la situación y actúa de acuerdo con este. La enfermera experta tiene un sentido de la responsabilidad más realista y tiene en cuenta el entorno clínico, así como el peso que decisiones de otros profesionales de la salud tienen en el proceso de toma de decisiones sobre el paciente.

En la formación de grado en Enfermería, sería adecuado contemplar los niveles de novel y enfermera con poca experiencia, pues según nuestra opinión, la enfermera competente se debería contemplar en la formación de posgrado. Las enfermeras con más alto nivel de competencia identificarán los problemas más rápidamente basándose en señales sutiles que pasarían desapercibidas a las enfermeras noveles. La enfermera experta puede competir con el médico en el rol de valoración del paciente.

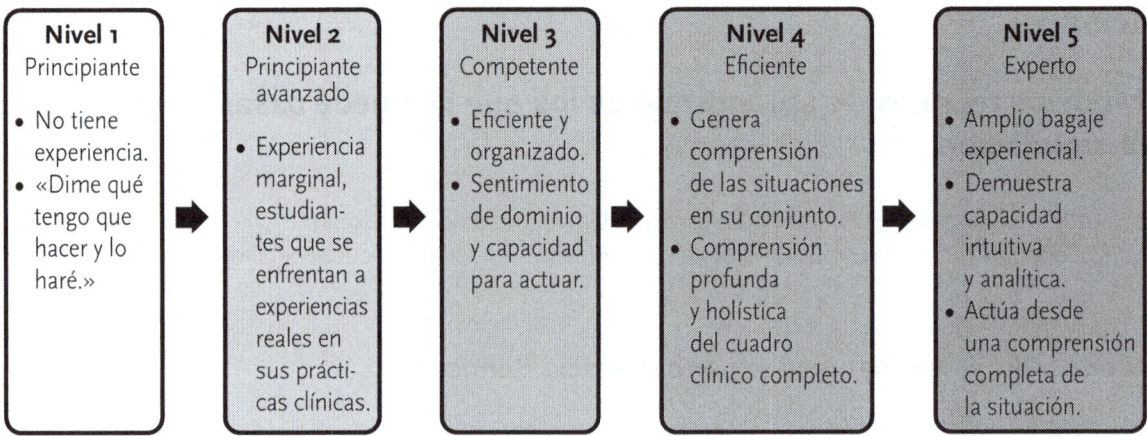

Nivel 1 Principiante	**Nivel 2** Principiante avanzado	**Nivel 3** Competente	**Nivel 4** Eficiente	**Nivel 5** Experto
• No tiene experiencia. • «Dime qué tengo que hacer y lo haré.»	• Experiencia marginal, estudiantes que se enfrentan a experiencias reales en sus prácticas clínicas.	• Eficiente y organizado. • Sentimiento de dominio y capacidad para actuar.	• Genera comprensión de las situaciones en su conjunto. • Comprensión profunda y holística del cuadro clínico completo.	• Amplio bagaje experiencial. • Demuestra capacidad intuitiva y analítica. • Actúa desde una comprensión completa de la situación.

Figura 3.1. Niveles de competencia enfermera según la teoría de Benner.

Para complementar el proceso de aprendizaje experiencial y vivencial de Benner, se aporta la teoría del aprendizaje experiencial del Dr. Kolb, que considera el aprendizaje como un proceso continuo mediante el cual se crea el conocimiento a través de la transformación de la experiencia. Este tipo de aprendizaje se basa en un ciclo de cuatro etapas, que abarcan la experiencia concreta (realizar algo a partir de lo que el alumno sabe), la observación reflexiva (reflexionar sobre lo que ha hecho y valorar los resultados obtenidos), la conceptualización abstracta (obtener conclusiones de la reflexión de la experiencia particular) y la experimentación activa (probar en la práctica las conclusiones anteriormente obtenidas, que orientan la acción en situaciones futuras).[2-6] Es necesario pasar por todas las etapas del ciclo para aprender con eficacia (Figura 3.2). Sin embargo, la mayoría de alumnos no utiliza todas las etapas de igual modo y se centra más en una que en otra. Los docentes deben adoptar una actitud y un enfoque que ayuden en este proceso, en el que el alumno se sorprenda por lo que sabe, identifique sus deficiencias y sea capaz de aplicar un pensamiento crítico. Para conseguirlo, el docente debe considerar nuevas estrategias de aprendizaje y evaluación que lo faciliten, como la simulación clínica.[3]

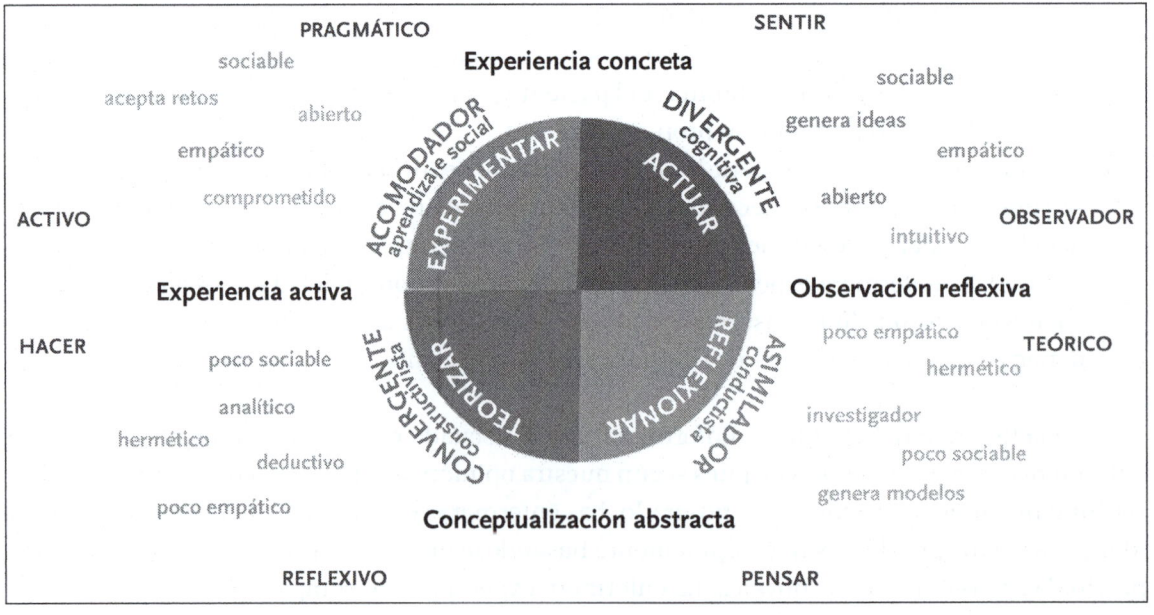

Figura 3.2. Ciclo de la teoría experiencial de Kolb.
Fuente: www.actualidadenpsicologia.com

Kolb & Kolb[2] consideran que el ciclo de aprendizaje experiencial es en realidad una espiral de aprendizaje, ya que una experiencia se enriquece a través de la reflexión, se le da significado al pensar y se transforma a través de la acción, creando así una experiencia más rica, más amplia y más profunda.

Waldner[7] afirma que existe acuerdo en la utilización de la simulación en la educación en enfermería, pero que debe hacerse de forma progresiva y adecuada en cuanto a complejidad en los diferentes niveles descritos por Benner y Kolb. Y que, además, en cada uno de ellos, la simulación debe permitir al estudiante evaluar sus habilidades y evidenciar las consecuencias de las decisiones que ha tomado a lo largo de la simulación, pero en un entorno seguro, sin causar daño al paciente.

Modelo teórico de Jeffries en simulación clínica

Es fundamental para los instructores que el diseño, la implementación y la evaluación de las experiencias de simulación se programen de manera sistemática.

Jeffries Simulation Framework,[8, 9, 10] de National League for Nursing, con la colaboración de Laerdal Corporation (centro pionero en simulación, tanto docente como de investigación), define 5 componentes principales: factores del profesor, factores del estudiante, prácticas educativas, diseño y resultados de la simulación.

El profesor actúa como un facilitador; debe hacer de puente para que el estudiante conecte teoría, simulación y práctica.[11] Según los estándares de la International Nursing Association of Clinical Simulation and Learning (INACSL),[12] el facilitador debería tener conocimiento de la simulación como pedagogía, el diseño y la fidelidad de la simulación, el uso de la tecnología y el dominio relativo al contenido del escenario.

En cuanto a los estudiantes, deben conocer las normas que rigen la simulación, y entre ellas, evitar la competitividad, porque solo aumenta la ansiedad de los participantes. Según los estándares de la INACSL,[13] el estudiante debe poder autoevaluarse después de la simulación para conocer sus debilidades y fortalezas y poder reconducir su aprendizaje.

Las prácticas educativas que deben regir la simulación se basan en los siguientes principios pedagógicos: aprendizaje activo, *feedback*, interacción profesor-estudiante, aprendizaje colaborativo, expectativas elevadas, diversidad de aprendizaje y planificación de tareas.

El diseño de la simulación ha de ser adecuado para el contenido del curso en que se imparte y en relación con los objetivos de aprendizaje y competencias. Asimismo, debe ponerse la máxima atención en las siguientes seis áreas: objetivos, planificación, fidelidad, complejidad, señales (información mostrada durante la simulación para ayudar al estudiante a conseguir los objetivos del escenario, Meakim *et al.*)[14] y *debriefing*.

- Objetivos: deben describirse con claridad para guiar el proceso de aprendizaje de los estudiantes y los resultados deseables de acuerdo con su nivel de conocimiento y experiencia. Los estándares de la INASCL[15] recomiendan que, aparte de los objetivos de aprendizaje, se debe informar al estudiante del tiempo previsto para realizar la actividad y enseñarle el entorno de aprendizaje (maniquí, monitores, material de laboratorio), así como los roles a interpretar.
- Fidelidad (realismo): la simulación debe imitar el entorno clínico lo máximo posible, para que el estudiante sepa adecuarse a su rol y participar con entusiasmo durante el escenario.
- Complejidad: el escenario debe diseñarse de acuerdo con el nivel de formación de los estudiantes; no se recomienda mezclar diferentes niveles.
- Señales: deben estandarizarse para que siempre sean las mismas en cada repetición del escenario y ser adecuadas al nivel de formación de los estudiantes. Se pueden mostrar señales

que correspondan a signos y síntomas evidentes de la enfermedad del paciente, resultados de laboratorio, llamadas de otros profesionales de la salud, etc., pero también se pueden añadir señales que confundan o irrelevantes, aunque según nuestro parecer, estas últimas deberían reservarse para la formación de posgrado, cuando se pretende formar a los estudiantes en el nivel de enfermera competente, según la teoría de Benner.

- *Debriefing*: debe realizarse inmediatamente después de la simulación para reforzar los aspectos positivos de la experiencia y estimular el aprendizaje reflexivo para relacionar la teoría con la práctica y la evidencia. Según la finalidad de la simulación, puede orientarse más hacia un *feedback* formativo (información que se comunica a los participantes con el deseo de modificar su pensamiento o comportamiento para mejorar el aprendizaje en futuras sesiones),[14] o *feedback* sumativo (sinónimo de evaluativo), cuando la información que el facilitador comenta en relación con la actuación del estudiante durante el escenario está asociada a una cualificación, demostración de una competencia o de un mérito, promoción o certificación. Ambas modalidades pueden combinarse durante la formación de grado y posgrado.

En cuanto a los resultados de la simulación, se pueden evaluar el conocimiento, la actuación del estudiante, la satisfacción del estudiante, la capacidad de pensamiento crítico y la autoconfianza.

Bibliografía

1. Benner PE (2001). From Novice to Expert: Excellence and Power in Clinical Nursing Practice. Edición conmemorativa. Upper Saddle River, NJ: Prentice Hall.
2. Kolb AY, Kolb DA (2009). The Learning Way. Meta-cognitive Aspects of Experiental Learning. Simulation & Gaming, 40 (3): 297-327.
3. Lisko SA, O'Dell V (2010). Integration of Theory and Practice: Experiential Learning Theory and Nursing EII. Nursing Education Perspectives, 31 (2): 3.
4. Russell-Bowie D (2013). Mission Impossible or Possible. Mission? Changing confidence and attitudes of primary preservice music education students using Kolb's Experiential Learning Theory. Australian Journal of Music Education, 2: 17.
5. Rodríguez E (2014). Diseño de una prueba evaluativa de competencias para el laboratorio de simulación de enfermería. Barcelona: Universidad Internacional de Cataluña.
6. Actualidad en psicología-2020 [Internet]. Accesible en: www.actualidadenpsicologia.com
7. Waldner MH, Olson JK (2007). Taking the Patient to the classroom: Applying Theoretical Frameworks to Simulation in Nursing Education. International Journal of Nursing Education Scholarship [Internet], 4 (1), 14 pp.
8. Jeffries PR (2005). A framework for designing, implementing, and evaluating simulations used as teaching strategies in nursing. Nurs Educ Perspect, 26 (2): 96-103.
9. Jeffries PR (2008). Getting in S.T.E.P. with simulations: simulations take educator preparation. Nurs Educ Perspect, 29 (2): 70-73.
10. Jeffries PR (2012). National League for Nursing. Simulation in Nursing Education: From Conceptualization to Evaluation, 2.ª ed. Nueva York: National League for Nursing.
11. Husebo SE, Friberg F, Soreide E, Rystedt H (2012). Instructional problems in briefings: How to prepare nursing students for simulation-based cardiopulmonary resuscitation training. Clinical Simulation in Nursing, 8 (7): e307-e18. Doi: 10.1016/j.ecns.2010.12.002
12. Boese T, Cato M, Gonzalez L, Jones A, Kennedy K, Reese C et al.(2013). Standards of Best Practice: Simulation Standard V: Facilitator. Clinical Simulation in Nursing, 9 (6S): S22-S5. Doi: 10.1016/j.ecns.2013.04.010
13. Sando CR, Coggins RM, Meakim C, Franklin AE, Gloe D, Boese T et al. (2013). Standards of Best Practice: Simulation Standard VII: Participant Assessment and Evaluation. Clinical Simulation in Nursing, 9 (6S): S30-S2. Doi: 10.1016/j.ecns.2013.04.007

14. Meakim C, Boese T, Decker S, Franklin AE, Gloe D, Lioce L *et al.* (2013). Standards of Best Practice: Simulation Standard I: Terminology. Clinical Simulation in Nursing, 9 (6S): S3-S11. Doi: 10.1016/j.ecns.2013.04.001

15. Franklin AE, Boese T, Gloe D, Lioce L, Decker S, Sando CR *et al.* (2013). Standards of Best Practice: Simulation Standard IV: Facilitation. Clinical Simulation in Nursing, 9 (6S): S19-S21. Doi: 10.1016/j.ecns.2013.04.011

Tema 4

Estándares de buena práctica en simulación: International Nursing Association for Clinical Simulation and Learning (INACSL)

Marta Raurell Torredà (Facultad de Enfermería, Universidad de Barcelona)
Ester Peñataro Pintado (Escola Universitària d'Infermeria i Teràpia Ocupacional de Terrassa UAB)

La International Nursing Association for Clinical Simulation and Learning (Asociación Internacional de Enfermería para el Aprendizaje mediante Simulación Clínica, INACSL) publicó los estándares que describen las directrices a seguir en cada fase de la simulación. El objetivo general de toda simulación consiste en promover el aprendizaje y el desarrollo del juicio clínico. Por lo tanto, lo primero que se debe hacer es formular las competencias y los resultados de aprendizaje, que deben ser claros, concisos y realistas, ya que tienen que guiar la preparación previa a la simulación (*prebriefing*), facilitar el desarrollo de la simulación (*briefing*) y desarrollar la retroalimentación de la simulación (*debriefing*).

La INACSL publicó, en 2011, los siete estándares o normas para las mejores prácticas en simulación clínica para enfermería, pero que son aplicables a cualquier simulación interprofesional o unidisciplinar.

En 2013 se añadieron otros dos estándares, el VIII y el IX, integridad profesional mantenida y mejorada por los involucrados y educación interprofesional mejorada por la simulación.[1] En 2016, se actualizaron de acuerdo con la nueva evidencia y se publicaron en un suplemento de la revista *Clinical Simulation in Nursing*,[2] la mayoría de ellos con títulos similares.

La última actualización ha tenido lugar en 2021 y ha aportado dos nuevos estándares: desarrollo profesional y *prebriefing* (preparación y *briefing*). Se descartó crear un estándar específico para la simulación virtual, porque se consideró que no es más que otra metodología para usar simulación, como lo es la simulación basada en un maniquí, en un paciente estandarizado o en la adquisición de habilidades técnicas u *online*, etc. A continuación, se resaltan los contenidos más relevantes de cada estándar, aunque todos ellos se citan en las referencias para una lectura más extensa.

Estándar I: desarrollo profesional[3]

En sus inicios, se aprendía a hacer simulación con los técnicos de la industria. Desde hace una década se aprende la pedagogía en la que se basa la simulación como cualquier otra metodología de aprendizaje activo.

Dependiendo de la institución, el simulacionista puede ser requerido para que cumpla el papel de administrador, facilitador, educador, investigador, especialista de operaciones, especialista técnico o alguna combinación de estos roles. Este estándar regula los mínimos en los que debe formarse para desarrollar los papeles mencionados.

Los criterios son conocer las prácticas habituales en simulación y la revisión de la bibliografía y las necesidades organizativas. Debe conocer los estándares de organizaciones profesionales como:

- Healthcare Simulation Standards of Best Practice TM.
- Certified Healthcare Simulation Educator (CHSE) Standards.
- Society of Simulation and Healthcare (SSH) Accreditation Standards.
- Association for Standardized Patient Educators (ASPE) Standards.

Estándar II: *prebriefing*[4]

El *prebriefing* es un proceso que incluye la preparación y el *briefing*. Pretende asegurar que los participantes estén preparados para el contenido educacional que van a recibir y que estén al corriente de las normas que rigen la simulación. Es una fase previa al escenario que busca crear un contenedor seguro, seguridad psicológica para el participante.

El simulacionista debe preparar con detalle esta fase para conseguir que el escenario se desarrolle correctamente y, más tarde, se haga un buen *debriefing*. Debe tener presente los siguientes criterios:

- La experiencia y el conocimiento de los profesionales que van a participar en la simulación.
- Facilitación de información a los participantes acerca del tipo de escenario y el método de evaluación que se les propone antes de participar en el escenario.

En la fase de preparación se debe tener presente lo siguiente:

- Disminuir la ansiedad del participante y aumentar su seguridad psicológica ofreciéndole preparación para el escenario. Se pueden programar actividades, como materiales audiovisuales, revisión de la historia clínica del caso que se va a desarrollar, revisión de la medicación, práctica de habilidades técnicas relacionadas con el escenario, simulaciones virtuales, etc.

En la fase de *briefing* se debe tener presente:

- Aportar detalles del escenario, como duración, tiempo de los descansos, organización de las sesiones.
- Crear un contrato de ficción y comentar las normas que rigen el escenario.
- Orientar hacia los roles en el escenario.
- Revisar los métodos de evaluación.

Estándar III: diseño de la simulación[5]

El diseño de la simulación debería considerar los siguientes elementos para conseguir que sea efectiva:

- Necesidad de valoración y seguimiento (análisis de los problemas, opinión de los directores, profesores y participantes, aplicación de los estándares).
- Objetivos mesurables.
- Escenario o caso clínico.
- Fidelidad.
- Habilidades del facilitador.
- *Briefing* = *prebriefing*.
- *Debriefing* o *feedback*.
- Evaluación.
- Preparación del participante.
- Instrumento validado para el diseño de la simulación.

No se detallan en este capítulo los distintos apartados porque se desarrollan en el Tema 5 del curso.

Estándar IV: facilitación[6]

El facilitador es el educador que asume la responsabilidad de manejar la experiencia basada en la simulación. Incorpora las necesidades del participante y su nivel de experiencia en la planificación e implementación de la simulación.

En facilitador se adecua a los participantes para la búsqueda de soluciones prácticas basadas en la evidencia con el fin de desarrollar la habilidad y el juicio clínico del participante. El facilitador ayuda a los participantes a identificar las acciones positivas, las acciones que podrían haber cambiado para promover mejores resultados en los pacientes y cómo modificar las actividades para satisfacer el aprendizaje si no se alcanzan los resultados esperados.

Estándar V: el proceso de *debriefing*[7]

Todas las experiencias simuladas deben incluir un *debriefing* planificado y dirigido a promover el pensamiento reflexivo. El aprendizaje depende de la integración de la experiencia y la reflexión, ya que a través de esta última se consigue asimilar conocimientos, habilidades y actitudes, teniendo en cuenta el conocimiento previo existente. Pero el pensamiento reflexivo no es algo que se consiga fácilmente y de forma automática, sino que requiere tiempo, un papel activo en una experiencia realista y un docente que se convierta en facilitador del estudiante en su proceso de aprendizaje. A la vez, es necesaria una guía de dicho aprendizaje. Sin la guía de aprendizaje, se podría dar lugar a errores que se repiten, centrándose tan solo en lo negativo o en el desarrollo de las fijaciones. Cabe destacar la importancia en esta fase del desarrollo de una discusión reflexiva sobre las mejores prácticas desarrolladas.

El *debriefing* debería:

- Ser facilitado por una persona competente en el proceso.
- Ser facilitado por una persona que ha observado la experiencia simulada.
- Utilizar las metodologías basadas en evidencias.
- Basarse en un marco estructurado.
- Basarse en los objetivos, los estudiantes y los resultados esperados de la experiencia simulada.

Según este estándar, si se sigue todo lo anterior, los resultados que se obtienen de la integración del *debriefing* en la simulación clínica son:

- Mejorar el aprendizaje.
- Aumentar la confianza del alumno en sí mismo.
- Aumentar la comprensión.
- Promover el aprendizaje permanente.
- Promover la transferencia de conocimientos.
- Identificar las mejores prácticas.
- Promover una atención de calidad al paciente.

Se llevará a cabo en un ambiente que apoye la confidencialidad, la confianza, la comunicación eficaz, el autoanálisis y la reflexión.

Estándar VI: acciones de la simulación[8]

Incluye la infraestructura, los participantes y el proceso necesario para la implementación de una simulación efectiva y eficiente. Empieza con el diseño de un plan estratégico para crear la estructura y la función del programa de simulación. Tiene que contemplar la misión y la visión de la organización que lo sustenta.

Los recursos económicos deben detallarse para planificar el nivel de fidelidad, los espacios, el equipamiento y otros recursos de los que se va a disponer. Una parte esencial es el personal que liderará este programa de simulación. Deben definirse los roles implicados: el líder, el administrativo, los especialistas técnicos y los facilitadores. Se describen las tareas para el líder de operaciones y el líder del programa.

Estándar VII: resultados y objetivos[9]

La experiencia de simulación debe centrarse en los objetivos y en el nivel de experiencia de los participantes. Los objetivos de los participantes son los instrumentos de orientación esenciales para alcanzar los resultados de la simulación, y deberían:

- Atender a las áreas de aprendizaje.
- Ser adecuados para el nivel de aprendizaje de los participantes.
- Ser congruentes con los resultados globales del programa formativo.
- Ser alcanzables dentro de un marco de tiempo apropiado.
- Incorporar la práctica basada en evidencias.
- Incluir la visualización del paciente de manera integral e incorporar los aspectos de la conciencia cultural cuando sea apropiado.

Estándar VIII: integridad profesional[10]

Los entornos de aprendizaje y la evaluación por simulación son una de las situaciones más claras para valorar las actitudes, el comportamiento y el respeto mutuo de los participantes.

Concepto de seguridad psicológica: la estructura jerarquizada inhibe la comunicación entre profesionales de distintos «niveles» e impide crear una comunicación segura, conocida como seguridad psicológica. El intercambio sobre los contenidos, los eventos y las acciones correctas en la simulación con aquellos que no participaron en el ejercicio puede afectar negativamente y alterar la experiencia de aprendizaje de los futuros participantes.

Concepto de fidelidad sociológica: consiste en reproducir en el escenario los factores sociales que rodean la práctica clínica (jerarquía, relación de poder, conflicto interprofesional e identidad profesional) para facilitar la comprensión de los participantes en relación con las dificultades del trabajo en equipo y potenciar que el conocimiento adquirido se traslade a la práctica clínica.

La defensa de la integridad profesional de los participantes promueve un ambiente de aprendizaje seguro, donde pueden tener lugar la evaluación formativa y/o sumativa. El hecho de no cumplir con esta norma de integridad profesional puede ser visto como una violación del código de honor o del código ético, provocando consecuencias similares.

Estándar IX: educación interprofesional basada en la simulación[11]

La simulación para la educación interprofesional es el proceso por el que un grupo de estudiantes aprende con, de y unos con los otros para una colaboración efectiva, así como para mejorar los resultados en salud.

Se debería implementar la simulación interprofesional teniendo en cuenta lo siguiente:

- Incorporar escenarios auténticos, complejos y cambiantes.
- Compartir objetivos de aprendizaje entre las distintas profesiones o disciplinas implicadas.
- Tener un *feedback* o un *debriefing* adecuado basado en la estructura del equipo.
- Incorporar instrumentos para la evaluación con demostrada validez y fiabilidad para todas las profesiones participantes.

Estándar X. Evaluación de los resultados esperados[12]

Esta norma se ocupa de la evaluación sumativa en lugar de la evaluación formativa. La simulación es un método aceptable para la evaluación de los tres dominios de aprendizaje: cognitivo (conocimiento), afectivo (actitud) y psicomotor (habilidades).

La adquisición de los resultados esperados de la experiencia de simulación se basa en la validez y la fiabilidad de los instrumentos, herramientas y metodologías utilizados en la evaluación.

Se recomienda incluir la autoevaluación del desempeño como parte de la evaluación.

Estándar XI: terminología de la simulación[13]

La terminología estandarizada mejora la comprensión y la comunicación, por ejemplo:

- Simulación: pedagogía que emplea una o más tipologías para promover, mejorar y/o validar la progresión de un participante desde el nivel de principiante al de experto.
- Adquisición de habilidades: después de la instrucción, la capacidad de integrar los conocimientos, las habilidades (técnicas y no técnicas) y las actitudes necesarias para proporcionar seguridad en el cuidado del paciente.
- Ambiente de aprendizaje seguro (seguridad psicológica): clima emocional positivo; los participantes se sienten a gusto para correr riesgos, cometer errores o extenderse más allá de su zona de confort. Los facilitadores (= instructores) son conscientes del sesgo no intencional, de las diferencias culturales y de su propio estado de ánimo.
- *Debriefing*: actividad que sigue a una experiencia de simulación y que está dirigida por un facilitador. Se fomenta el pensamiento y se proporciona retroalimentación acerca del desempeño de los participantes. El propósito del *debriefing* es avanzar hacia la asimilación y la adaptación con el fin de transferir el aprendizaje a situaciones futuras.
- Escenario clínico = experiencia clínica simulada = experiencia de simulación, que debe incluir lo siguiente: a) preparación de los participantes, conocida como *prebriefing*, es decir, objetivos de aprendizaje, información del estado del paciente, condiciones ambientales (maniquí y entorno); b) las funciones, las expectativas o las limitaciones de cada función de los participantes (roles = papel que un personaje asume en el escenario de una simulación); c) un esquema de progresión que incluye un principio y un final; d) proceso de *debriefing* y e) criterios de evaluación.

- Habilidades técnicas o psicomotoras: la capacidad para llevar a cabo movimientos físicos con eficiencia y eficacia, con rapidez y precisión.
- Toma de decisiones: un resultado de los procesos mentales (proceso cognitivo) que conduce a la selección de una acción entre varias alternativas.
- Pensamiento crítico: capacidad para recopilar y comprender datos al mismo tiempo que se recuerdan los conocimientos, las habilidades (técnicas y no técnicas) y las actitudes acerca de una situación que se desarrolla. Tras el análisis, se pone en común toda la información para aplicarla a nuevas situaciones.
- Juicio clínico: ejercitar el pensamiento crítico acaba desarrollando juicio clínico, la habilidad de reunir y comprender los datos mientras se recopila el conocimiento, las habilidades (técnicas y no técnicas) y las actitudes acerca del estado del paciente.

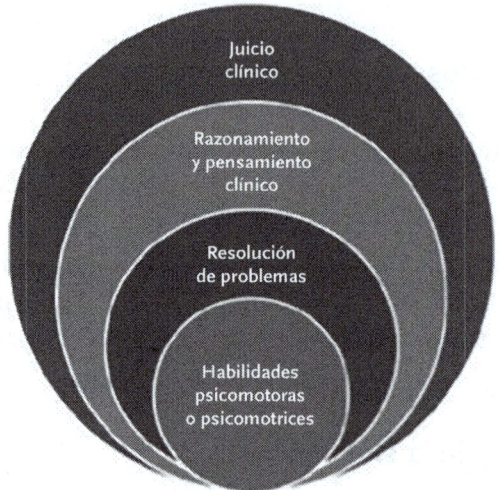

Figura 4.1. Desarrollo de habilidades en enfermería y modelo de juicio clínico[3]

Bibliografía

1. International Nursing Association of Clinical Simulation and Learning (2013). Standards of best practice: simulation. Clinical Simulation in Nursing, 9 (6S): S1-S32.
2. INACSL Standards Committee (2016). INACSL Standards of Best Practice: Simulation. Clinical Simulation in Nursing, 12: S1-S50.
3. INACSL Standards Committee, Hallmark B, Brown M, Peterson DT, Fey M, Morse C (2012). Healthcare Simulation Standards of Best Practice TM Professional Development. Clinical Simulation in Nursing, 58: 5-8. Doi: 10.1016/j.ecns.2021.08.007.
4. INACSL Standards Committee, McDermott DS, Ludlow J, Horsley E, Meakim C (2021). Healthcare Simulation Standards of Best Practice TM Prebriefing: Preparation and Briefing. Clinical Simulation in Nursing, 58: 9-13. Doi: 10.1016/j.ecns.2021.08.008.
5. INACSL Standards Committee, Watts PI, McDermott DS, Alinier G, Charnetski M, Nawathe PA (2021). Healthcare Simulation Standards of Best Practice TM Simulation Design. Clinical Simulation in Nursing, 58: 14-21. Doi: 10.1016/j.ecns.2021.08.009.
6. INACSL Standards Committee, Persico L, Belle A, DiGregorio H, Wilson-Keates B, Shelton C (2021). Healthcare Simulation Standards of Best Practice TM Facilitation. Clinical Simulation in Nursing, 58: 22-26. Doi: 10.1016/j.ecns.2021.08.010.
7. INACSL Standards Committee, Decker S, Alinier G, Crawford SB, Gordon RM, Wilson C (2021). Healthcare Simulation Standards of Best Practice TM The Debriefing Process. Clinical Simulation in Nursing, 58: 27-32. Doi: 10.1016/j.ecns.2021.08.011.

8. INACSL Standards Committee, Charnetski M, Jarvill M (2021). Healthcare Simulation Standards of Best Practice TM Operations. Clinical Simulation in Nursing, 58: 33-39. Doi: 10. 1016/j.ecns.2021.08.012.

9. INACSL Standards Committee, Miller C, Deckers C, Jones M, Wells-Beede E, McGee E (2021). Healthcare Simulation Standards of Best Practice TM Outcomes and Objectives. Clinical Simulation in Nursing, 58: 40-44. Doi: 10.1016/j.ecns.2021.08.013.

10. INACSL Standards Committee, Bowler F, Klein M, Wilford A (2021). Healthcare Simulation Standards of Best Practice TM Professional Integrity. Clinical Simulation in Nursing, 58: 45-48. Doi: 10.1016/j.ecns.2021.08.014.

11. INACSL Standards Committee, Rossler K, Molloy MA, Pastva AM, Brown M, Xavier N (2021). Healthcare Simulation Standards of Best Practice TM Simulation-Enhanced Interprofessional Education. Clinical Simulation in Nursing, 58: 49-53. Doi: 10.1016/j.ecns.2021.08.015.

12. INACSL Standards Committee, McMahon E, Jimenez FA, Lawrence K, Victor J (2021). Healthcare Simulation Standards of Best Practice TM Evaluation of Learning and Performance. Clinical Simulation in Nursing, 58: 54-56. Doi: 10.1016/j.ecns.2021.08.016.

13. INACSL Standards Committee, Molloy MA, Holt J, Charnetski M, Rossler K (2021). Healthcare Simulation Standards of Best Practice TM Simulation Glossary. Clinical Simulation in Nursing, 58: 57-65. Doi: 10.1016/j.ecns.2021.08.017.

CAPÍTULO 2.
APLICACIÓN DE LA SIMULACIÓN

Tema 1

Recomendaciones para la implementación de la simulación en el currículum de grado

Marta Raurell Torredà (Facultad de enfermería, Universidad de Barcelona)
Ester Peñataro Pintado (Escola Universitària d'Infermeria i Teràpia Ocupacional de Terrassa, adscrita a la Universidad Autónoma de Barcelona)

Las prácticas clínicas en la titulación del grado de Enfermería representan un número importante de créditos del currículum académico del estudiante y son la causa de que los departamentos de enfermería compitan por las plazas de prácticas en los hospitales, centros sociosanitarios o de atención primaria.

La simulación es una metodología docente, no una tecnología, que permite ampliar las experiencias de los estudiantes con pacientes reales de una forma interactiva.[1] Las enfermeras tutoras con frecuencia están sobrecargadas en el ámbito asistencial, cansadas de la rotación continua de estudiantes, y han sido poco formadas como profesoras, lo que hace que algunas tengan poca tolerancia a las demandas de los estudiantes, algunos de ellos con altas expectativas respecto al aprendizaje que van a recibir.[2]

Cabe destacar algunos puntos clave a favor de la sustitución o complementación de horas de práctica clínica por simulación:[3]

1. El proceso de Bolonia, desarrollado en Europa para adaptar la educación superior a la investigación y a las necesidades de la sociedad y al avance del conocimiento científico, ha implicado un cambio en el concepto de aprendizaje, que ha pasado de estar centrado en la adquisición de conocimientos a la adquisición de competencias para ejercer la profesión escogida. La finalidad consiste en reducir el vacío que existe entre la teoría adquirida en la universidad y la práctica demandada por las instituciones profesionales.

2. El Espacio Europeo de Educación Superior ha implicado un cambio en el paradigma de la docencia universitaria con el objetivo de conseguir una enseñanza superior de calidad, que otorga al profesor el papel de tutor o guía del aprendizaje que el alumno debe ir adquiriendo de forma reflexiva y dinámica. Este paradigma se centra en el estudiante y potencia la adquisición de competencias y produce una migración del modelo clásico de enseñanza a un modelo multidimensional que va más allá de la acumulación de conocimientos teóricos.[4] La adecuación a este nuevo paradigma ha implicado la utilización de metodologías de aprendizaje más activas que permitan la adquisición de competencias de forma completa y en todas sus dimensiones.

3. Para valorar una competencia, cada una de sus dimensiones debe ser evaluada de forma diferente,[5] por lo que se deberán combinar distintas metodologías para poder evaluar una competencia. Y aún más, los docentes de enfermería deben conseguir el reto de que sus estudiantes sean críticos y reflexivos, y tienen que aplicar metodologías activas y dinámicas que lo permitan, entre las que destaca la simulación clínica, que es considerada una metodología docente activa basada en el aprendizaje experiencial.[6]

4. Se han producido cambios en el perfil del usuario. Se trata de pacientes mayores y con más comorbilidad que requieren una atención más compleja y tecnológica, además de pacientes más informados y protegidos por las distintas medidas de seguridad del paciente.

5. Asimismo, han tenido lugar diversos cambios en la profesión de enfermera (acceso a máster y doctorado), lo que ha posibilitado la investigación en cuidados enfermeros, que deben

transferirse a la práctica clínica. La simulación permite entrenar los cuidados basados en la evidencia y modificar hábitos rutinarios.

6. Se han producido cambios en el sistema sanitario: se han limitado las oportunidades para que los estudiantes realicen formación mediante la práctica clínica, debido a que ha disminuido la estancia hospitalaria y se han cerrado unidades. Eso conlleva una altísima competencia entre las escuelas o facultades de enfermería para acceder a plazas de práctica clínica en los centros hospitalarios. Además, como consecuencia del desarrollo de programas de seguridad del paciente en dichos centros, se han reducido las plazas de estudiante por unidad o limitado la capacidad de los estudiantes para practicar directamente con los pacientes.

7. En la actualidad es impensable que el estudiante de enfermería o medicina practique por primera vez en un entorno real con pacientes sin haberse entrenado antes en un maniquí.

8. La simulación se tendría que integrar como una práctica en coherencia con los ejes del plan de estudios, como actividad curricular.

9. La simulación permite que el estudiante ante un caso clínico pueda desarrollar su intervención enfermera y, posteriormente, valorar y analizar en primera persona y entre iguales, es decir, con sus compañeros, su actuación, para conocer los conceptos o indicadores en los que ha habido aciertos y errores, y llegar a desarrollar una actitud reflexiva de su proceso de aprendizaje.[6]

10. La simulación brinda al estudiante la oportunidad de equivocarse y de repetir hasta lograr la competencia en un ambiente seguro. El error en simulación provoca un recuerdo basado en la experiencia que hace que el aprendizaje sea significativo y duradero, lo que genera autoconfianza y seguridad en el alumno, y más tarde se traduce en seguridad clínica.[7]

11. Los estudios han mostrado que la repetición de la habilidad técnica mediante el simulador mejora el aprendizaje y reduce su tiempo de adquisición. Además, la correcta ejecución de las habilidades técnicas es esencial para la seguridad en la práctica enfermera.

12. En la formación del alumno de Ciencias de la salud, la adquisición de habilidades no técnicas (toma de decisiones, juicio clínico, comunicación y trabajo en equipo) es independiente y complementaria a la realización de prácticas clínicas, tanto hospitalarias como extrahospitalarias, por lo que la simulación se considera una metodología útil antes y después de estas prácticas clínicas.

La simulación tiene como principal atractivo que permite reducir la brecha entre el conocimiento teórico adquirido en la universidad y la práctica clínica demandada por las instituciones profesionales, es decir, facilita que los estudiantes apliquen la teoría a la práctica, de manera que están más preparados para su transición al ejercicio profesional.

Según los datos de Murray,[8] solo un 10% de las supervisoras de un hospital universitario creía que las enfermeras recién graduadas estaban suficientemente preparadas para cuidar a los pacientes, en contraposición al 90% de los profesores de la facultad.

En el estudio de Mårtensson,[9] los estudiantes tenían vacíos de conocimiento a la hora de reconocer prioridades y saber delegar en legislación, sobre todo en lo relativo a la delegación de tareas por parte de los médicos, higiene y control de la infección, así como en la realización de intervenciones urgentes.

Un 38% de los eventos adversos en estudiantes de grado son errores de medicación,[10] y es probable que se cometan más errores de los que reportan los estudiantes por miedo a que manifestarlos penalice su evaluación.[11]

Se recomienda introducir la simulación integrándola en el currículum del grado, en coherencia con los ejes del plan de estudios y no como una metodología de aprendizaje independiente del resto.[12] En la guía clínica de Motola y colaboradores, se concluye que la efectividad de la simulación depende de cómo se utilice, y que tiene más éxito cuando forma parte del currículum académico que como actividad extracurricular.[13]

Según Taplay y colaboradores,[14] y la guía clínica para implementar la simulación a nivel de grado consensuada entre distintas asociaciones americanas,[1] para su implementación deberían seguirse las siguientes fases:

- – Trabajo inicial conjunto entre directores de departamento y líderes de la simulación.
- – Formación al profesorado que impartirá la simulación.
- – Soporte de los líderes de la simulación a los profesores: facilitarles casos clínicos, así como instrumentos de evaluación.

Es imprescindible implementar la metodología de la simulación de acuerdo con los estándares de la International Nursing Association for Clinical Simulation and Learning (INACSL)[15] y de la League of Nursing / Jeffries Simulation Framework;[16-19] de lo contrario, existiría riesgo de que, llevados por la tendencia de los últimos años de invertir en material, se dispusiera de simuladores de alta fidelidad que son «altamente infrautilizados» por falta de formación de los profesores, no solo en cuanto a su manejo técnico, sino también en cuanto al marco teórico en el que se fundamenta la simulación.

Sin esta formación pedagógica se puede «hacer teatro», pero no simular el entorno clínico de acuerdo con sus roles y complejidad organizativa, de manera que para el estudiante se convierte en una actividad más o menos interesante dependiendo de sus características personales, pero sin aportarle un aprendizaje significativo para su transición a la práctica clínica, objetivo principal de las nuevas metodologías que llegaron con el proceso de Bolonia.

Es recomendable que la simulación se inicie en el grado bajo el paraguas de un proyecto de innovación docente, del que deberían concretarse claramente los siguientes apartados:

1. Diagnóstico de la situación actual
Habría que indicar cuál es el punto de partida para iniciarse en la simulación como metodología de aprendizaje y/o evaluación, así como las experiencias previas y el nivel de formación del profesorado, la estructura disponible y el acceso a recursos materiales.

2. Objetivos de la innovación
Se tendría que indicar si se producirá un despliegue transversal de la metodología, o, inicialmente, solo en algunos cursos; si será unidisciplinar o también interprofesional; si la simulación se propone como metodología solo formativa o también evaluativa.

3. Fundamento de la innovación
Habría que manifestar por qué se va a implementar dicha metodología; si va a sustituir y/o complementar horas de práctica clínica, cómo se integrará en el currículum del grado.

Acciones a desarrollar
- Formación del profesorado.
- Diseño y prueba piloto de los casos simulados.

Secuencia de las acciones
- Cronograma despliegue de cada acción prevista.

Recursos humanos
- Equipo de simulación: cuántos profesores y con qué dedicación docente.

- Distribución de los grupos: cuántos estudiantes por sesión, duración de cada sesión, quiénes actúan y quiénes observan en cada sesión.
- Cronograma del profesorado: dedicación docente por cada profesor en función del número de sesiones y su duración.

Recursos materiales
- Indicar de qué simuladores se dispone, y en función del objetivo de aprendizaje, valorar la necesidad de inversión en simuladores de alta fidelidad y/o de actores para representar el rol de paciente estándar.
- Calcular el gasto en material fungible y en fármacos simulados en función de los casos simulados diseñados y los objetivos planteados.

4. Evaluación de la innovación

Habría que indicar qué comisión va a evaluar la implementación de la metodología, cómo se recogerán las encuestas de satisfacción de los estudiantes y la opinión de los profesores implicados.

Bibliografía

1. Alexander MA (2015). The NCSBN simulation guidelines for pre-licensure nursing programs. The Journal of Nursing regulation, 6 (3): 39-42.
2. Parker BA, Grech C (2018). Authentic practice environments to support undergraduate nursing students' readiness for hospital placements. A new model of practice in an on campus simulated hospital and health service. Nurse Educ Pract, 8 de septiembre, 33: 47-54.
3. Grup Recerca Infermera en Simulació a Catalunya i Andorra (GRISCA) (2016). Documento de posicionamiento. La simulación como metodología formativa y evaluativa en el Grado en Enfermería. Barcelona. ISBN: 978-84-617-6533-1
4. ANECA (2005). Libro Blanco. Titulación de grado de Enfermería. Barcelona – Zaragoza: ANdEdlCyA, editor, p. 336.
5. Miller G (1990). The assessment of clinical skills/competence/performance. Acad Med, 65 (9 suppl): 5.
6. Norman J (2012). Systematic Review of the Literature on Simulation in Nursing Education. The ABNF Journal, 24-29.
7. Shin S, Park J-H, Kim J-H (2015). Effectiveness of patient simulation in nursing education: Meta-analysis. Nurse Education Today, 35 (1): 176-182.
8. Murray TA, Crain C, Meyer GA, McDonough ME, Schweiss DM (2010). Building bridges: an innovative academic-service partnership. Nursing Outlook, 58 (5): 252-260.
9. Mårtensson G, Löfmark A. (2013). Implementation and student evaluation of clinical final examination in nursing education. Nurse Education Today, 33 (12): 1563-1568.
10. García-Gámez M., Morales-Asencio JM, García-Mayor S., Kaknani-Uttumchandani S, Martí-García C, López-Leiva I, León-Campos A, Fernández-Ordóñez E, García-Guerrero A, Iglesias-Parra MR (2019). A scoping review of safety management during clinical placements of undergraduate nursing students. Nurs Outlook, 67, 765-775. Doi: 10.1016/j.outlook.2019.06.003.
11. Asensi-Vicente J, Jiménez-Ruiz I, Vizcaya-Moreno MF (2018). Medication Errors Involving Nursing Students: A Systematic Review. Nurse Educ, 43: E1-E5. Doi: 10.1097/NNE.0000000000000481.
12. Arthur C, Levett-Jones T, Kable A. (2013). Quality indicators for the design and implementation of simulation experiences: a Delphi study. Nurse Education Today, 33 (11): 1357-1361.
13. Motola I, Devine LA, Chung HS, Sullivan JE, Issenberg SB (2013). Simulation in healthcare education: a best evidence practical guide. AMEE Guide n.º 82. Medical Teacher, 35 (10): e1511-530.
14. Taplay K, Jack SM, Baxter P, Eva K, Martin L (2015). The process of adopting and incorporating simulation into undergraduate nursing curricula: a grounded theory study. J Prof Nurs, enero-febrero, 31 (1): 26-36.
15. INACSL Standards Committee (2016). INACSL Standards of Best Practice: Simulation. Clinical Simulation in Nursing, 12, S1-S50.

16. Jeffries PR (2005). A framework for designing, implementing, and evaluating simulations used as teaching strategies in nursing. Nurs Educ Perspect, 26 (2): 96-103.

17. Jeffries PR (2012). National League for Nursing. Simulation in Nursing Education: From Conceptualization to Evaluation, 2.° ed., Nueva York: National League for Nursing.

18. Jeffries PR (2016). The NLN Jeffries Simulation Theory. Filadelfia: National League for Nursing.

19. Cowperthwait, A (2020). NLN/jeffries simulation framework for simulated participant methodology. Clinical Simulation in Nursing, 42 (C): 12-21.

Tema 2

Diseño de un centro de simulación

Carolina Chabrera Sanz (Escuela Superior de Ciencias de la Salud Tecnocampus, Universidad Pompeu Fabra)
Encarna Rodríguez Higueras (Universidad Internacional de Cataluña)
Esther Peñataro Pintado (Escola Universitària d'Infermeria i Teràpia Ocupacional de Terrassa, UAB)

Un centro de simulación o un laboratorio de habilidades clínicas es una instalación de capacitación de estudiantes y profesionales de la salud que permite adquirir habilidades y entrenar procedimientos en un entorno seguro y protegido.[1] La creación de un centro de simulación requiere de un gran trabajo en su diseño y conlleva una importante inversión para la universidad o centro sanitario.

¿Por qué construir un centro de simulación?

Los centros de simulación brindan una experiencia de aprendizaje personalizada y son una de las formas más efectivas para evaluar y mejorar la seguridad del paciente. Para ello, es necesario que los centros de simulación no sean considerados únicamente instalaciones, sino que más allá de la infraestructura, deben abarcar los recursos humanos y los procesos necesarios para la implementación de un programa educativo basado en la simulación (EBS) eficaz y eficiente.[2] Las interacciones de estas piezas deben constituir un sistema integrado con los programas educativos para lograr los objetivos establecidos.[3]

Todos los programas educativos basados en simulación requieren sistemas e infraestructura para respaldar y mantener su actividad. En esta línea, la International Nursing Association for Clinical Simulation and Learning (INACSL) establece, en su estándar de mejores prácticas Operations, los siguientes criterios:

1. Implementar un **plan estratégico** que coordine y alinee los recursos del programa EBS para lograr sus objetivos.
2. Proporcionar **personal** con la experiencia adecuada para apoyar y sostener el programa EBS.
3. Utilizar un sistema para **administrar** el espacio, el equipo y los recursos de personal.
4. Mantener y administrar los recursos financieros para respaldar la estabilidad, la sostenibilidad y el crecimiento de los objetivos y resultados del programa EBS.
5. Emplear un **proceso formal** para una integración de sistemas eficaz.
6. Crear políticas y procedimientos para **apoyar y mantener** el programa EBS.

Diseño de un centro de simulación

En la fase de planificación de un centro de simulación, se deben identificar las partes interesadas y los usuarios finales.[3] Es importante que las personas que participen en esta fase reflexionen sobre las necesidades educativas inmediatas de los programas actualmente existentes y las necesidades potenciales en los próximos diez años.

Además, si en el centro se contempla realizar simulación interprofesional, es preciso recopilar información de cada titulación. De esta forma, el centro estará diseñado para respaldar el plan de estudios de cada programa.

Un principio clave en el diseño de la infraestructura del laboratorio de simulación es la *flexibilidad*.[4-7] Las instalaciones nos deben permitir adaptarnos a cambios en los requisitos educativos y tecnológicos, que con seguridad evolucionarán en un futuro con modificaciones en los planes de estudio, los estándares clínicos y las nuevas tecnologías.

Ubicación

Los espacios de simulación por lo general se encuentran integrados en el campus universitario o en centros de salud como los hospitales. La ubicación se determina dependiendo del espacio asignado, de la necesidad y del presupuesto. Los centros pequeños se pueden ubicar con más facilidad y los centros más grandes a menudo dictan lugares alternativos.[5] Cuanto más cerca esté el centro de simulación de la actividad académica o asistencial, más fácil le resultará al personal y a los usuarios utilizarlo.

Espacio y diseño

Aunque existen centros de simulación de diversos tamaños, el hecho de conocer el volumen de estudiantes es clave para una planificación precisa.

En el diseño general de los espacios de simulación, se identifican principalmente las siguientes áreas:

- **Recepción y áreas de espera.** En general, las áreas de recepción y espera se utilizan para recibir a los alumnos, que normalmente tienen horarios establecidos e indicaciones y conocen bien los circuitos. Sin embargo, es posible que las instalaciones se externalicen y se requiera un acceso directo o recepción distinto.

- **Áreas de habilidad.** Se trata del núcleo de actividad de cualquier centro de simulación. Puede ser un espacio abierto o estar dividido en diferentes espacios diferenciados. Desde la habitación de un solo paciente con instalación de sistema de filmación, observada directamente y ocupada por un simulador (Imagen 2.1.) hasta un gran espacio diáfano con varias camas a los lados (Imagen 2.2.). Los espacios de la cama alrededor del exterior de la habitación pueden estar divididos con cortinas para permitir cierta separación entre los alumnos.

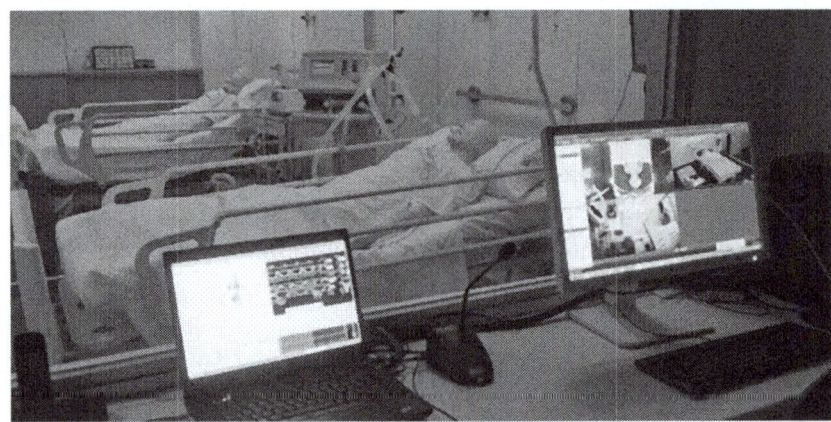

Imagen 2.1. Centro de simulación e innovación en salud de la Escuela Superior de Ciencias de la Salud Tecnocampus – Universidad Pompeu Fabra.

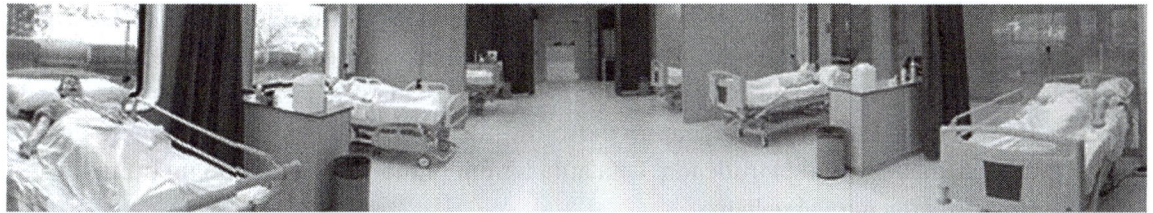

Imagen 2.2. Centro integral de simulación avanzada de la Universidad Internacional de Cataluña.

Ambos diseños presentan ventajas y desventajas que deben ser consideradas en esta fase de diseño. En el diseño de los espacios de simulación se debe tener especial consideración para garantizar que la orientación de la sala refleje el entorno clínico con fidelidad. Esto incluye determinar la ubicación del mobiliario y de cualquier equipo asociado a los procedimientos, como por ejemplo, los sistemas de cabecera, los equipos de diagnóstico, los escritorios, las camas o camillas hospitalarias, las tomas de oxígeno, las lámparas quirúrgicas, los carros de medicación, etc. Además, es importante tener en cuenta una visión docente en la que se garantice el acceso y la visibilidad a todos los participantes de la simulación. Según los recursos específicos y de simulación que se determinen, los alumnos pueden disponer de pizarras, ordenadores con acceso a internet, teléfono, etc.

En cada espacio de simulación puede haber entre cinco y diez estudiantes aproximadamente, y uno o más docentes. Estos números son estimaciones y el uso real dependerá de los requisitos logísticos y de la práctica educativa. Limitar el tamaño de los espacios de simulación o determinar el número de participantes por grupo maximizará la utilización del espacio; sin embargo, puede hacer que las simulaciones estén demasiado llenas para que participen todos los miembros del equipo. Es necesario seleccionar a los participantes y el número de escenarios planteados en cada sesión para garantizar un aprendizaje experiencial.

Los espacios deben permitir mover el mobiliario con facilidad. Los pasillos y las puertas tienen que ser lo bastante grandes para posibilitar el traslado de equipos, camas, etc., dentro y fuera de las habitaciones; esto incluye los ascensores.

En esta área de habilidad se requiere como mínimo una sala de control, por lo general, adyacente a la simulación. Existen muchas configuraciones para las salas de control que se emplean para monitorear, controlar maniquíes y dirigir la simulación.[8] A menudo se encuentran detrás de espejos unidireccionales con espacio para monitores, teclados, micrófonos y equipos de filmación. Una sala de control puede ser de un espacio cerrado con observación a un espacio de simulación o compartida con dos o más salas de observación aisladas sin acceso directo ni observación al espacio de simulación. Es preferible que el facilitador pueda ver el espacio de simulación y a los participantes, idealmente sin ser visto.

Si la sala de simulación y la sala de control están contiguas, la pared entre estos espacios se beneficiará del aislamiento acústico para minimizar el ruido producido por las conversaciones.

La ubicación de la sala de control dependerá de la evaluación de las ventajas y desventajas del espacio, el coste, el acceso, la acústica y el uso previsto.

Los espacios de *debriefing* y los sistemas de vídeo *debriefing* deben tener la capacidad de reproducir de inmediato sesiones para su revisión con anotaciones y pistas de vídeo, lo que permite la posibilidad de pasar a un punto específico para su revisión y discusión.[9]

- **Áreas de docencia**. Están constituidas por aulas y salas de reuniones. Las aulas se utilizan para enseñar a grupos y, a menudo, incorporan flexibilidad, como particiones susceptibles de retirarse para combinar espacios. Además, sirven como punto de partida para una actividad de simulación que puede tener muchos participantes o múltiples sesiones. Es importante disponer de uno o más espacios en el aula para proporcionar información introductoria u orientación didáctica. No es necesario que esta sala sea contigua a los espacios de simulación, pero debe estar cerca para permitir que los alumnos pasen fácilmente de este espacio a cada actividad planificada. Esta aula también puede servir como un punto de encuentro y un área para el registro.

Las salas de reuniones suelen ser más pequeñas y se destinan a las tutorías individuales o a revisar el ejercicio personalmente con un alumno.

- **Áreas de apoyo.** Los centros de simulación incluyen despachos, áreas de descanso, vestuarios, salas de almacenamiento y centros de datos. Cuanto más grande sea el centro, mayores deben ser estas áreas.

  El espacio de almacenamiento es muy importante en el plan de diseño general. El tamaño requerido para la sala de almacenamiento dependerá del tamaño total de los laboratorios de simulación en una instalación determinada, el número de estudiantes o grupos y las diferentes herramientas educativas de simulación utilizadas. La sala debe ser lo bastante grande para incluir carros móviles y equipo clínico, portasueros, ventiladores y todo tipo de material sanitario, así como suministros de simulación y maniquíes.

Otros problemas clave que requieren una planificación proactiva para evitar grandes problemas posteriores son:

- **Identificación e información.** Todos los espacios del centro deben estar identificados y correctamente señalizados. Además, se debe garantizar un sistema de información adecuado que permita a todos los usuarios conocer los horarios de las sesiones y su ubicación (monitores, tablones, etc.). Asimismo, este mismo sistema (u otro en su defecto) debe permitir realizar las reservas de los espacios y material para una correcta planificación.

- **Instalaciones.** El sistema de ventilación se debe poder regular según el calor generado por los ordenadores, los servidores, los monitores, las luces y otros equipos que se encuentren en el centro de simulación, con especial atención a las salas de control y las salas de servidores. Planificar los puntos de luz, de salidas de audio y todos los aspectos relacionados con la conectividad requiere la incorporación de expertos en las reuniones de trabajo.

- **Sistemas informáticos.** Serán necesarios sistemas informáticos para programar las sesiones, reservar maniquíes y material, planificación docente, etc., así como para calificar las simulaciones y para informar a los estudiantes. Además, se precisan todos los sistemas que componen los simuladores, los sistemas de soporte y los sistemas de cámaras y micrófonos necesarios para registrar las actividades de simulación. Es recomendable que el departamento de informática participe en el diseño.

- **Acústica.** Es muy importante tener en cuenta este aspecto durante la etapa de diseño, ya que la transmisión de sonido puede provocar problemas futuros con el equipo de audio-vídeo instalado y/o causar distracciones si el sonido se transmite entre los espacios.

Una consideración fundamental para cualquier centro de simulación es la sostenibilidad. Independientemente de los objetivos del centro, cada instalación requerirá suficiente financiación para mantener su funcionamiento. Este coste puede terminar siendo mucho mayor que el coste inicial.[10] Por este motivo, es importante realizar un plan de sostenibilidad.

Bibliografía

1. Crawford SB, Lance WB, Stormy M (2019). Comprehensive healthcare simulation: operations, technology, and innovative practice. Cham: Springer International Publishing.
2. Alinier G, Dobson A (2016). International perspectives on the role of the simulation operations specialist. En L. Gantt, HM Young (eds.). Healthcare simulation: A guide for operations specialists. Hoboken, Nueva Jersey: Wiley, pp. 149-162.
3. INACSL Standards Committee (2017). INACSL Standards of Best Practice: Simulation: Operatins. Clinical Simulation in Nursing, 13 (12): 681-687.
4. Alinier G (2007). The patient simulator suite: a single dedicated clinical simulator stage surrounded by dedicated control, observing/debriefing, utility and office rooms. En: R. Kyle, WB Murray (ed.). Clinical simulation: operations, engineering and management. Burlington: Academic Press, pp. 261-265.
5. Seropian M, Lave R (2010). Design considerations for healthcare simulation facilities. Simul Healthc, 5 (6): 338-345.
6. Seropian MA, Alinier G, Hssain I, Driggers BJ, Brost BC, Dongilli TA *et al.* (2014). Building a simulation center: key design strategies and considerations. En: Defining excellence in simulation programs. Filadelfia: Wolters Kluwer Health.
7. Kutzin JM (2016). Simulation design considerations 2.0: optimizing space and operations. Clin Simul Nurs, 12 (6): 187-196.
8. Panero J, Zelnik M (2014). Human dimension and interior space: a source book of design reference standards. Nueva York: Watson-Guptill.
9. INACSL Standards Committee (2016). INACSL standards of best practice: Simulation SM debriefing. Clin Simul Nurs, 12 (suplemento): S5-21.
10. Tsuda S, Mohsin A, Jone D (2015). Financing a simulation center. Surg Clin, 95 (4): 791-800.

Bibliografía

Tema 3

Tipos de simuladores y sus metodologías de aprendizaje

Mònica Negredo Esteban (Institut Bonanova de Barcelona)
Marta Raurell Torredà (Facultad de Enfermería, Universidad de Barcelona)
José Antonio Sarria Guerrero (Facultad de Enfermería, Universidad de Barcelona)

En el pasado, la capacitación de los profesionales de la salud solía tener lugar en el propio puesto de trabajo con la ayuda de maniquíes muy simples que tenían la función de complementar la formación.[1] En nuestros días, es impensable formar a un profesional de la salud, de pregrado o posgrado, sin utilizar la metodología de la simulación.

La evolución de los maniquíes ha dado lugar a una amplia variedad de modelos, de los maniquíes de plástico a los sistemas virtuales. Las ventajas de usar simuladores en la formación son varias: la posibilidad de accesibilidad y repetición, el hecho de poder practicar complicaciones o situaciones no habituales, la seguridad del paciente, la rentabilidad que aporta invertir en simulación respecto a los costes de tiempo y recursos dedicados a la capacitación del futuro profesional y, por último, la mayor eficiencia de los alumnos y el nivel de desarrollo de la competencia antes de entrar en el centro de prácticas.[2]

El uso de los simuladores actualmente es muy variado, lo mismo que su nivel de complejidad. Su utilización puede ayudar a desarrollar desde las técnicas más básicas hasta habilidades no técnicas o psicomotoras complejas, de una forma adecuada, segura y asequible.[2]

La propia simulación puede clasificarse según el tipo de simulador y la metodología de aprendizaje o habilidad con la que se relaciona[3] (Tabla 3.1.). La clasificación más comúnmente usada depende del nivel de fidelidad (baja, mediana y alta).

Simulación de baja fidelidad

Una simulación de baja fidelidad es aquella pensada para practicar una habilidad específica (punción catéter periférico, sondaje vesical, etc.) por medio de experiencias que se presentan a los alumnos (estudio de casos, *role-playing*, uso de *task trainers*).[3]

Los *task trainers* representan de forma realista segmentos del cuerpo de un paciente, lo que permite desarrollar habilidades técnicas y/o psicomotoras, como punción de vías periféricas en brazos, sondaje urinario en genitales o suturas en piel sintética. Este aprendizaje se realizará de una forma segura y el número de veces que el alumno necesite.

Simulación de mediana fidelidad

Los maniquíes de cuerpo entero pueden ser utilizados para realizar algunas técnicas que requieran trabajo en equipo, como la colocación de un catéter central, pero no permiten la interacción con el paciente, ya que no llevan ningún tipo de micrófono ni altavoz en su interior, ni se pueden programar en función de la actuación del estudiante en el escenario.

Este tipo de maniquí puede emplearse con el mismo objetivo que los *task trainer*, pero al representar el cuerpo completo, las técnicas resultan más reales, lo que permite una mejor adquisición de habilidades.

Grady y colaboradores[4] compararon los *task trainers* con maniquíes de cuerpo entero para la adquisición de habilidades técnicas como el sondaje vesical o la inserción de una sonda nasogástrica. Observaron que las estudiantes mujeres puntuaban por igual en ambos simuladores, mientras que los estudiantes hombres puntuaban más alto cuando usaban el maniquí de cuerpo entero, porque proporcionaba más realismo y facilitaba el *feedback* con el «paciente». Los autores justifican los resultados por la afinidad de los estudiantes de sexo masculino con la tecnología.

Simulación de alta fidelidad

El término «alta fidelidad» no solo abarca el tipo de simulador, sino también la fidelidad del escenario. En este tipo de simulación se usan los llamados simuladores humanos de pacientes (Human Patient Simulators, HPS) o simuladores de pacientes humanos de alta fidelidad (High Fidelity Human Patient Simulators, HFHPS). Se trata de maniquíes computarizados que, cuando se integran en la enseñanza en el aula, permiten a los estudiantes sumergirse por completo en un escenario de la vida real.[5] Su control se realiza a través del ordenador o tableta, y posibilitan la interacción con los estudiantes, lo que facilita la recreación de un entorno realista del ámbito clínico profesional.

Las experiencias de simulación con HPS proporcionan un enfoque eficaz de enseñanza y aprendizaje, ya que facilitan que los estudiantes se conviertan en aprendices activos y totalmente participativos;[6] además, no solo practican la resolución de situaciones habituales, sino que también se les ofrece la oportunidad de practicar emergencias raras y/o complejas en un ambiente seguro y controlado.[5, 7]

Las ventajas de utilizar la simulación del paciente humano (HPS) como metodología docente para la formación práctica de enfermería son múltiples:[3]

- Permite aprender de los errores, al mismo tiempo que garantiza la seguridad del paciente, de manera que tanto el alumno como el profesor se pueden centrar en el objetivo de aprendizaje y no tanto en el paciente y sus necesidades.
- Facilita la comprensión de los conceptos fisiológicos más complejos, difíciles de entender mediante otras metodologías como puede ser la lectura de textos. Un ejemplo serían los sonidos respiratorios adventicios.
- Permite repetir un escenario tantas veces como sea necesario y adaptarlo a la velocidad de aprendizaje del alumno.

En los escenarios de alta fidelidad también se puede entrenar con actores que simulan un paciente. Son los denominados pacientes estandarizados (PE). Estos colaboradores reciben la formación necesaria para simular una o varias condiciones específicas de una forma realista, estandarizada y repetible. Su colaboración también puede implicar la evaluación de los alumnos, proporcionando información y evaluando su rendimiento.[8]

Otra forma de trabajar con un PE es con los llamados híbridos, una combinación de PE con *task trainer*. Esta opción se usa cuando se necesita practicar una situación clínica en la que también se ha de realizar una técnica o exploración que el propio PE no puede simular, como podría ser un parto, la colocación de una vía periférica, etc. En estas simulaciones, el PE contribuye asegurando la «carga emocional» de la situación. El estudio de José Luis Calleja y colaboradores[9] sobre el uso de PE en la formación de alumnos de ética clínica concluyó que esta metodología permitía a los alumnos identificar, resolver o reflexionar sobre los problemas éticos con el uso de pacientes estandarizados, por lo que no solo era un buen método de enseñanza, sino también de evaluación.

Tabla 3.1. Clasificación del simulador según el nivel de tecnología
y la metodología de aprendizaje relacionada

Tipo de simulador	Nivel de tecnología	Metodología / habilidades específicas de aprendizaje
Pacientes virtuales Juegos	Baja fidelidad	Aprendizaje mediante ordenador (*Computer-based learning*)
Papel y lápiz: estudio de casos	Baja fidelidad	Aprendizaje basado en el análisis de casos (*Case-based learning*)
Role-playing		
Task trainers, task and skills trainers, maniquíes estáticos		Habilidades técnicas (llamadas también psicomotoras)
Cadáver		
Equipamiento médico		
Maniquíes de cuerpo entero pero sin capacidad de respuesta a las intervenciones del estudiante	Mediana fidelidad	Habilidades técnicas (auscultación respiratoria, movilización e higiene del paciente, por ejemplo)
Human Patient Simulators (HPS) (maniquíes interactivos)	Alta fidelidad	Habilidades no técnicas: – Aprendizaje basado en la simulación (*Simulation-based learning*, SBL): resolución de problemas y toma de decisiones basadas en la evidencia – Aprendizaje basado en el entrenamiento del equipo (*Simulation-based team training*, SBTT): comunicación en equipo – Entrenamiento del error (*Error-management training*, EMT): seguridad del paciente
Paciente estandarizado		
Híbridos		

La reciente publicación de la International Nursing Association for Clinical Simulation and Learning (INACSL) recomienda la protocolización de la formación de los PE.[8] También se aconseja que no sean profesionales de la salud, ya que suelen aportar demasiadas «pistas» al estudiante durante la simulación, lo que aumenta la variabilidad entre escenarios. Este factor perjudica gravemente en una simulación con fines evaluativos, en la que deben garantizarse las mismas oportunidades de aprendizaje entre los estudiantes.

Entre las principales ventajas que proporciona el uso de PE destacan las siguientes:[3]

- La comunicación es más real que con un HPS (la voz a través de un micrófono y la falta de comunicación no verbal hace que la simulación sea menos auténtica).
- La sensación de ansiedad se reduce en el caso de los alumnos poco afines a la tecnología.

Los principales inconvenientes de trabajar con PE son:[3]

- Los escenarios pediátricos están limitados por los requisitos legales y la dificultad para entrenar con niños como actores.

- La imposibilidad de representar cambios fisiológicos secundarios a la patología y/o los efectos fisiológicos de la medicación administrada.
- Si el PE es un actor profesional, el precio/hora suele ser elevado. Otras alternativas más económicas serían recurrir a estudiantes de teatro, estudiantes de grados superiores entrenados o profesores ayudantes. En ciertas experiencias han participado como PE personas voluntarias que de forma altruista han querido intervenir en la formación de los futuros profesionales.

Dado que el efecto no es proporcional al nivel de fidelidad, es importante utilizar una variedad determinada de intervenciones educativas.[10, 11] En conclusión, el uso de PE se ha mostrado más efectivo que los HPS para el entrenamiento de habilidades comunicativas, pero está limitado en aquellos casos clínicos en los que se ha de hacer una exploración física por la dificultad del actor a la hora de imitar los cambios fisiológicos secundarios a la patología y/o los efectos fisiológicos de la medicación administrada.

La realidad virtual (RV)

Una de las definiciones más aceptadas hoy en día afirma que la RV es la simulación generada por ordenador de un entorno real que permite al usuario interactuar con ciertos elementos en la configuración simulada a través de una interfaz hombre-máquina.[12]

Este tipo de simulación proporciona una experiencia sobre todo visual y auditiva, aunque también puede incluir aspectos táctiles, olfativos e información de movimiento.[13] Los entornos virtuales se centran en una pantalla plana con una pantalla acoplada en la cabeza, en forma de gafas o casco, o con un sistema de proyección. Asimismo, es muy variada la manera de interactuar, desde sistemas más simples (ratón, teclado) a otros más complejos, con detectores de movimiento y dispositivos hápticos que dan la sensación de que se están manipulando objetos.[14]

El grado de inmersión conseguida por los usuarios es aquel en el que la persona siente que se encuentra en un entorno virtual y no en uno real. Este punto está relacionado con el *hardware* y *software* utilizados. En este sentido, podríamos decir que tanto los simuladores de ordenador como los de 3D (entorno tridimensional) son comparables. La diferencia principal radica en los aspectos técnicos, como, por ejemplo, la calidad gráfica y de programación.

En el estudio de Viñas-Diz y colaboradores,[14] se describen dos clases de sistemas: los totalmente inmersivos y los semiinmersivos o no inmersivos. Los sistemas de RV completamente inmersivos son aquellos que bloquean cualquier estímulo del mundo real. Se trata de simuladores con un alto nivel de realismo y de interacción, como pueden ser los simuladores immersivos de pacientes (IPS) que combinan la simulación de pacientes virtuales con un entorno tridimensional (3D) y, por lo tanto, permiten una inmersión ilusoria en un mundo sintético. Un ejemplo sería los entornos de Second Life (SL); los más conocidos son Glasstrom, IREX y PlayStation Eye Motion. Las más nuevas en el mercado son la plataforma UbiSim (véase la demo: www.healthy-simulation.com/23812/ubisim-virtual-simulation-recorder/) para enfermería o VRpatients para entrenarse en situaciones de emergencias sanitarias (véase la demo en www.vrpatients.com/).

Los sistemas semiinmersivos o no inmersivos son aquellos en los que los usuarios tienen percepción tanto del entorno real como del virtual. Los más utilizados son Virtual Teacher, Cyberglobe, Virtual Reality Motion, Pneumoglobe y Nintendo-Wii. Mientras que la RV no inmersiva ofrece un mundo nuevo a través de la pantalla del ordenador, similar a los juegos de computadora pero sin la necesidad de tener que instalarlos, ya que se puede trabajar desde una estación de trabajo, los semiinmersivos son parecidos a la realidad inmersiva, con la diferencia de que disponen de cuatro pantallas que forman un cubo, y son necesarias gafas y dispositivos de seguimiento de movimiento, a la vez que permiten interactuar con recursos del mundo real; son los llamados Cave Automatic Virtual Environment (CAVE).

El uso de este tipo de simuladores es aún muy marginal en la docencia. En la actualidad, se emplea en ingenierías y en medicina, sobre todo en la industria del entretenimiento y también con fines terapéuticos.[15] En medicina se utiliza para el aprendizaje de la anatomía y, sobre todo, en el área clínica, especialmente para el entrenamiento quirúrgico. A pesar del uso marginal que aún tienen en la formación en salud, según un estudio reciente de Kleinert y colaboradores[16] sobre los IPS disponibles hoy, se encontró que había trece, la mayoría con un uso comercial. Este tipo de simuladores podrían utilizarse en docencia y mostraban una correlación positiva en el contenido, en el resultado y en la actitud y desempeño entre el entorno simulado y el real. Los alumnos pueden introducirse en un entorno digital donde deben asumir las consecuencias de sus decisiones, tanto individuales como en grupo, e interiorizar y consolidar el aprendizaje esperado.

Faltan estudios sobre la eficiencia y la efectividad; sin embargo, ya se comienzan a prever ventajas en la formación de los alumnos respecto a la formación tradicional.

Destacan las siguientes:

- Los resultados en el aprendizaje de los alumnos formados con simuladores de paciente virtuales (VP) son ligeramente superiores en el aprendizaje de habilidades como el razonamiento clínico, la comunicación, las habilidades técnicas y el trabajo en equipo.[16-18]
- Comodidad de poder trabajar desde el ordenador personal y aprender mediante la resolución de casos, repitiendo tantas veces como el alumno lo requiera.
- Estudios recientes como el de Seung-Hun Chon y colaboradores[19] demuestran que su uso aumenta el conocimiento declarativo y de procedimiento.
- Los sistemas semiinmersivos permiten participar a varios usuarios a la vez, lo que favorece poder practicar el trabajo en equipo.
- Usos relacionados con el tratamiento de algunas enfermedades neurológicas con afectación motora. Se pueden enseñar algunas técnicas específicas e impartir formación en desastres y catástrofes.[20, 21]
- Las posibilidades de recrear escenarios diferentes a través de la RV son infinitas al reproducir realidades con la mayor fidelidad posible.

Como desventajas destacan:

- El alto precio de los dispositivos inmersivos, a pesar de que los semiinmersivos y no inmersivos tienen precios más asequibles.
- La RV inmersiva y semiinmersiva se limita a un número reducido por sesión.
- Los usuarios aceptan de manera fácil y con rapidez los sistemas no inmersivos porque utilizan tecnología que les resulta relativamente familiar y pueden desarrollar distopía, que no es otra cosa que la resistencia y el miedo a lo desconocido.
- Tras varias horas en RV, los usuarios señalan náuseas, mareos y dolores de cabeza, entre otros. Estos síntomas disminuyen a la vez que se incrementa su uso.[18]
- Los alumnos tienen la percepción de que aprenden más en simulaciones con PE o híbridos que al desarrollar la habilidad con RV.[18]

Con la pandemia de coronavirus, según Taylor Freeman,[22] fundador de Axon Park, la tendencia muestra de forma clara que la realidad virtual y la realidad aumentada se convertirán en la próxima plataforma informática ubicua, al igual que ocurrió con los dispositivos móviles y las computadoras personales. Según los expertos, la situación mundial está acelerando el uso de esta tecnología. En este sentido, las áreas de mayor crecimiento son el comercio minorista, la educación y la atención médica. Según un informe de Investigación Vynz, el mercado de realidad virtual y aumentada crecerá de 22.000 millones de dólares en 2024 a 161.000 millones en 2025.

Bibliografía

1. Nehring WM, Lashley FR (2009). Nursing Simulation: A Review of the Past 40 Years. Simulation & Gaming, 40 (4): 528-552.

2. Stunt J, Wulms P, Kerkhoffs G, Dankelman J, van Dijk C, Tuijthof G (2014). How valid are commercially available medical simulators? Adv Med Educ Pract, 5: 385-395.

3. Raurell Torredà M (coord.), Sarria Guerrero JA, Hidalgo Blanco MA, Uya Muntañà J, González Pujol A (2017). La simulación en ciencias de la salud. Barcelona: Edicions de la Universitat de Barcelona. ISBN 9788447541379.

4. Grady JL, Kehrer RG, Trusty CE, Entin EB, Entin EE, Brunye TT (2008). Learning nursing procedures: the influence of simulator fidelity and Student gender on teaching effectiveness. J Nurs Educ, 47 (9): 403-408. Doi: 10.3928/01484834-20080901-09.

5. Amod HB, Brysiewicz P (2019). Promoting experiential learning through the use of high-fidelity human patient simulators in midwifery: A qualitative study. Curationis, 42 (1): a1882. Doi: 10.4102/curationis.v42i1.1882

6. Jeffries PR, Jeffries PR (2012). Simulation in nursing education: From conceptualization to evaluation. Nueva York: National League for Nursing, p. 288.

7. Boet S, Bould MD, Layat Burn C, Reeves S (2014). Twelve tips for a successful interprofessional team-based high-fidelity simulation education session. Medical Teacher, 36 (10): 853-857. Doi: 10.3109/0142159X.2014.923558.

8. Cowperthwait, A. (2020). NLN/jeffries simulation framework for simulated participant methodology. Clinical Simulation in Nursing, mayo, 42 (C): 12-21. Doi: 10.1016/j.ecns.2019.12.009.

9. Calleja JL, Soublette Sánchez A, Radedek Soto, P (2020). ¿Es la simulación clínica una herramienta de aprendizaje efectiva en la enseñanza de la ética clínica? Medwave, 20 (2): e7824. Doi: 10.5867/medwave.2020.01.7824.

10. Park KJ, Shin S (2016). Effectiveness of simulation-based nursing education depending on fidelity: A meta analysis. BMC Medical Education, 16: 1.

11. Lee Jin, Oh Pok-J (2015). Effects of the Use of High-Fidelity Human Simulation in Nursing Education: A Meta-Analysis, 54 (9): 501-507.

12. Weiss PL, Kizony R, Feintuch U, Katz N (2006). Virtual reality in neurorehabilitation. En: Selzer M, Cohen L, Gage F, Clarke S, Duncan P (ed.). Textbook of neural repair and rehabilitation. Cambridge: Cambridge University Press, pp. 182-197.

13. Gerber SM, Jeitziner MM, Wyss P, Chesham A, Urwyler P, Muir RM, Jakob SM, Nef T (2017). Visuo-acoustic stimulation that helps you to relax: A virtual reality setup for patients in the intensive care unit. Scientific Reports, 7: 13228. Doi: 10.1038.

14. Vinas-Diz S, Sobrido-Prieto M (2016). Realidad virtual con fines terapéuticos en pacientes con ictus: revisión sistemática. Neurología, 31: 255-277.

15. Turón M, Fernández-Gonzalo S, Jodar M, Goma G, Montanya J, Hernando D, Bailon R, de Haro C, Gómez-Simón V, López-Aguilar J, Magrans R, Martínez-Pérez M, Oliva JC, Blanch L (2017). Feasibility & safety of virtual-reality-based early neurocognitive stimulation in critically ill patient. Annals of intensive care, 7:81.

16. Kleinert R, Wahba R, Chang DH, Plum P, Hölscher AH, Stippel DL (2015). Simuladores 3D de pacientes inmersivos y su impacto en el éxito del aprendizaje: una revisión temática. J Med Internet Res, 17 (4): e91. Doi: 10.2196 / jmir.3492 PMID: 25858862 PMCID: 4407019.

17. Kononowicz AA et al. (2019). Virtual Patient Simulations in Health Professions Education: Systematic Review and Meta-Analysis by the Digital Health Education Collaboration. J Med Internet Res, 2 de Julio, 21 (7): e14676. Doi: 10.2196/14676.

18. Cuesta Cambra, U, Mañas Viniegra, L (2016). Integración de la realidad virtual inmersiva en los Grados de Comunicación, Icono 14 (2): 1-21. Doi: 10.7195/ri14.v14i2.953.

19. Seung-Hun Chon, MD et al. (2019). Serious Games in Surgical Medical Education: A Virtual Emergency Department as a Tool for Teaching Clinical Reasoning to Medical Students. JMIR Serious Games, enero-marzo, 7 (1): e13028.

20. Farra SL, Smith SJ, Ulrich DL (2018). The Student Experience With Varying Immersion Levels of Virtual Reality Simulation. Nurs Educ Perspect, 39 (2): 99-101. Doi: 10.1097/01.NEP.0000000000000258.

21. Smith SJ, Farra SL, Ulrich DL, Hodgson E, Nicely S, Mickle A (2018). Effectiveness of Two Varying Levels of Virtual Reality Simulation. Nurs Educ Perspect, 39 (6): E10-E15. Doi: 10.1097/01.NEP.0000000000000369.

22. Kariuki D (2020). Augmented, virtual reality see uptake during pandemic. Hypergrid Business, junio. Fecha de consulta: 12 de septiembre de 2020. Disponible en: www.hypergridbusiness.com/2020/06/coronavirus-will-not-derail-virtual-and-augmented-reality-market-growth/.

Tema 4

Recomendaciones para la simulación con pacientes estandarizados

Montserrat Lamoglia Puig (FCS Blanquerna, Universidad Ramon Llull)

Paciente estandarizado (PE) y *paciente simulado* son términos que con frecuencia se utilizan indistintamente. Se definen como «una persona que ha sido entrenada cuidadosamente para simular a un paciente real con tanta precisión que la simulación no puede ser detectada por un clínico experto».

En una simulación, el paciente estandarizado y el paciente simulado representan de una forma realista todas las características emocionales y de personalidad, el lenguaje corporal y las afecciones físicas de un paciente determinado. Lo que marca la diferencia entre un paciente estandarizado y un paciente simulado es cuando dicha actuación se estandariza y se puede replicar y repetir las veces que haga falta para que los diferentes estudiantes realicen la simulación.

Los expertos consideran que paciente simulado es un término más amplio que paciente estandarizado, porque el escenario clínico del primero se puede diseñar para modificarse según las necesidades del estudiante.

En la actualidad, la Association of Standardized Patient Educators (ASPE) prefiere usar el término *participante simulado* (PS) como más inclusivo al referirse a todos los actores humanos que intervienen en cualquier contexto de simulación.

Nosotros hablaremos de *participante simulado* (PS) como término universal y sinónimo de todos los términos al referirnos a cualquier persona que ha sido entrenada para simular a un paciente, familiar o profesional en un escenario clínico simulado. Los PS se pueden utilizar en simulaciones clínicas para entrenar habilidades técnicas y no técnicas. Las habilidades técnicas que se pueden trabajar a través de PS son múltiples, y van desde la elaboración de la historia clínica a la exploración y el examen físico del paciente, y si añadimos al actor algún simulador o *part task trainers*, el estudiante podrá practicar la punción venosa, la administración de medicación por diferentes vías, etc. Las habilidades no técnicas que se pueden ejercitar son: la actitud profesional (el saber estar), la gestión de tareas, el trabajo en equipo, la empatía, el liderazgo, la conciencia de la situación, la toma de decisiones y la comunicación.

El PS entrenado para ello también puede brindar un valioso *feedback* al estudiante durante el *debriefing* al proporcionarle información de cómo sus acciones y comportamientos durante la simulación pueden afectar emocionalmente al paciente en cuanto al grado de confianza establecido (estudiante-paciente) y la comprensión de la información proporcionada. Además, el PS también puede contribuir a la evaluación, en el caso de que la simulación se evalúe, documentando el desempeño del estudiante, pero para ello se le deberá formar en el uso de las herramientas o instrumentos evaluativos utilizados.

Se ha demostrado que las simulaciones con PS tienen ventajas frente a las prácticas clínicas reales, ya que, como toda simulación clínica, se trabaja en un entorno seguro y permite recrear situaciones no siempre disponibles para los estudiantes durante sus periodos de prácticas asistenciales.

Es importante que en los programas educativos de simulación clínica exista la figura del educador de PS. Se trata de un experto en simulación cuya función es preparar, entrenar a los PS y garantizar que estos estén disponibles para una simulación determinada.

Fases a seguir para incorporar PS a las simulaciones:

1. **Reclutamiento.** El primer paso es reclutar a posibles personas que puedan formarse para hacer de PS en un programa de simulación. Se pueden contratar actores, pero el coste puede resultar excesivamente elevado. Otra posibilidad más económica es utilizar voluntarios, que pueden pertenecer a grupos teatrales de aficionados, a asociaciones de pacientes, a centros cívicos de ancianos, alumnis, profesionales sanitarios en activo o incluso que ya estén jubilados. Aunque sean voluntarios, se debe planificar cómo compensarlos por el tiempo destinado a la actividad de simulación, por ejemplo, obsequiándoles con una tarjeta multiviaje de transporte, con créditos para un curso de formación continuada, con charlas de educación para la salud... Se debe tener en cuenta también que los estudiantes que intervienen en la simulación no conozcan a la persona que haga de PS, ni que interactúe con ellos antes de la simulación, pues restaría veracidad al escenario y lo haría poco creíble. Esto se denomina garantizar la *fidelidad cognitiva*, es decir, asegurarse de que todos los elementos de la simulación se presenten de manera realista a los participantes. Es importante también que las personas que se recluten entiendan los objetivos y el propósito de la simulación, el tiempo y el esfuerzo necesarios para participar en la formación, el compromiso de actuar cuando se programe la simulación y la aceptación de recibir comentarios sobre su desempeño cuando sea necesario.

2. **Selección.** Los candidatos a PS pueden ser seleccionados a través de una entrevista personal en la que se les puede explicar qué es una simulación clínica y qué se espera de ellos. Se realizará un listado de las personas seleccionadas, sus características, su disponibilidad y sus datos de contacto. Las personas seleccionadas deberán firmar un documento de consentimiento informado para ser grabadas durante la simulación.

3. **Entrenamiento.** Los objetivos y el caso se les puede enviar por correo electrónico a los PS que intervendrán en la simulación y concretar una fecha y hora para un entrenamiento formal donde se les dará la oportunidad de hacer preguntas y aclarar la información del caso. Dicho entrenamiento formal consiste en una sesión práctica para ensayar el caso en el escenario de la simulación. El objetivo de todo ello es capacitarlos para ser PS, ya que de ello dependerá la calidad de la simulación clínica planificada. Se deben poder identificar posibles conflictos emocionales existentes en los PS en relación al caso y al rol a representar para permitirles optar por no participar.

4. **Ejecución.** El día de la simulación se debe quedar con antelación con los PS y comprobar que han firmado el documento de consentimiento informado. Habrá que acompañarlos a alguna sala que sirva de vestuario para cambiarse, aplicar el *moulage* necesario y repasar el caso y sus aspectos más importantes. Asimismo, se les conducirá al escenario de la simulación y se les ayudará a acomodarse tal como indique el caso. Antes de la simulación se debe evitar que los PS interactúen o sean vistos por los estudiantes. Acabada la simulación, se les tiene que acompañar de nuevo al vestuario, y una vez se hayan cambiado, se tendrán que dirigir a la sala de *debriefing*. Es importante aclarar con ellos en qué momento del *debriefing* podrán intervenir. Es primordial asegurar su seguridad física y psicológica durante su intervención en el escenario de simulación. Por ejemplo, evitar pinchazos accidentales, el uso de desfibriladores activos, la ingesta de medicamentos reales, etc. Y respecto a la seguridad psicológica, y como ya se ha comentado en el punto 3, se deben identificar los posibles conflictos emocionales.

5. **Feedback.** Al acabar el *debriefing*, se tiene que comentar con los PS el caso y su actuación en él con el objetivo de mejorarla en próximas simulaciones.

Estas serían las funciones del educador de PS. En los Estándares de Buenas Prácticas para Educadores de PS de la Association of Standardized Patient Educators (ASPE), se insiste en que se debe proporcionar un *entorno de trabajo seguro a los PS* asegurándoles la seguridad psicológica y física durante la simulación. Para ello, han puntualizado tres principios básicos: prácticas laborales seguras, confidencialidad y respeto. A cada principio se le asignan unas prácticas clave que se exponen a continuación.

1. Prácticas laborales seguras

1.1 Garantizar unas condiciones de trabajo seguras en el diseño de la actividad (por ejemplo, número de rotaciones, número de descansos, desafíos cognitivos y psicológicos en la representación del papel).

1.2 Anticipar y reconocer el potencial de riesgos laborales, incluidas las amenazas a la seguridad de PS en el medio ambiente (por ejemplo, sustancias alergénicas, exposición a objetos punzantes, calidad del aire, desfibriladores en vivo).

1.3 Valorar las personas que serán los PS para asegurarse de que son apropiadas para el rol asignado (por ejemplo, sin conflicto de interés, sin comprometer su seguridad psicológica o física).

1.4 Permitir que los PS opten por no participar en una actividad determinada si consideran que no es apropiado para ellos.

1.5 Informar a los PS para que tengan claros las directrices y los parámetros de la simulación en la que van a intervenir.

1.6 Proporcionar a los PS estrategias para mitigar los efectos adversos potenciales de la representación de roles y prevenir lesiones físicas o fatiga.

1.7 Informar a los PS sobre los criterios y procesos para terminar una simulación si lo consideran perjudicial.

1.8 Estructurar el tiempo de la simulación y del *debriefing* para que puedan intervenir los PS.

1.9 Monitorear y responder a los PS que hayan experimentado efectos adversos por la participación en una actividad de simulación.

1.10 Proporcionar un proceso para que los PS informen de los efectos adversos de la participación en una actividad de simulación (por ejemplo, documentación y pasos de acción para resolver la situación).

1.11 Apoyar a los PS que actúan de acuerdo con expectativas de la simulación planificada si se presenta una queja sobre ellos.

1.12 Gestionar las expectativas del estudiante sobre las posibilidades y limitaciones de un PS.

1.13 Trabajar con los estudiantes para definir claramente el alcance esperado de la participación del PS en el trabajo asignado.

2. Confidencialidad

2.1 Comprender los principios específicos de confidencialidad que se aplican a todos los aspectos de cada evento de simulación.

2.2 Asegurarse de que los PS comprendan y mantengan los principios de confidencialidad relacionados con eventos de simulación específicos.

2.3 Proteger la privacidad de la información personal de todas las partes interesadas, incluida la que puede revelarse en una actividad de simulación.

3. Respeto

3.1 Respetar los límites autoidentificados por los PS (por ejemplo, modestia, límites al contacto físico, impacto en la persona).

3.2 Proporcionar a los PS la información adecuada para que puedan tomar decisiones informadas sobre su participación en la simulación.

3.3 Asegurarse de que los PS entiendan si se les compensa o no y cómo serán compensados, si es el caso, antes de aceptar el trabajo (por ejemplo, se puede incluir el pago por capacitación y tiempo de la simulación, gastos de viaje, vales de comida, tarjetas regalo).

Los educadores de PS deberían formar parte de los equipos docentes de simulación, colaborar en la planificación de la simulación y, además, ser los defensores de los PS para garantizar su seguridad física y psicológica en el diseño de los escenarios de simulación y en la simulación propiamente dicha.

Bibliografía

Alfes CM (2013). Nursing Alumni as Standardized Patients: An Untapped Resource. Clinical Simulation in Nursing [Internet], 9 (12): e593-597.

Association of Standardized Patient Educators. www.aspeducators.org/.

Cowperthwait A (2020). NLN/jeffries simulation framework for simulated participant methodology. Clinical Simulation in Nursing, 42 (C): 12-21. Disponible en: www.sciencedirect.com/science/article/pii/S1876139920300050.

Grup Recerca Infermera en Simulació a Catalunya i Andorra (GRISCA) (2016). Documento de posicionamiento. La simulación como metodología formativa y evaluativa en el Grado en Enfermería. Barcelona. ISBN: 978-84-617-6533-1.

INACSL Standards Committee (2016). INACSL Standards of Best Practice: Simulation. Clinical Simulation in Nursing, 12: S1-S50.

Keiser M M, Turkelson C (2017). Using students as standardized patients: Development, implementation, and evaluation of a standardized patient training program. Clinical Simulation in Nursing, 13 (7): 321-330. Doi: 10.1016/j.ecns.2017.05.008.

Lewis KL, Bohnert CA, Gammon WL *et al.* (2017). The Association of Standardized Patient Educators (ASPE) Standards of Best Practice (SOBP). Adv Simul, 2: 10. Doi: 10.1186/s41077-017-0043-4.

Lopreiato J O (ed.), Downing D, Gammon W, Lioce L, Sittner B, Slot V (2016). Spain AE (Assoc. eds.), and the Terminology & Concepts Working Group. Healthcare Simulation Dictionary. Rockville, MD: Agency for Healthcare Research and Quality, octubre. AHRQ Publication No. 16 (17)-0043. Disponible en: www.ssih.org/Portals/48/Spanish%20 v1_0.pdf.

McNaughton N, Anderson M (2017). Standardized Patients: It's All in the Words. Clinical Simulation in Nursing, 13 (7): 293-294.

Tema 5
Cómo diseñar un escenario de simulación

5.1. Fases de la simulación

Mariona Farrés Tarafa (Campus Docent Sant Joan de Déu, Barcelona)
Montserrat Aldomà i Gómez (Universitat d'Andorra)
Noemí Navais Barbeitos (Universitat d'Andorra)
Olga Travesset Rey (Universitat d'Andorra)
Marta Raurell Torredà (Facultad de Enfermería, Universidad de Barcelona)

Como se ha descrito en los capítulos anteriores, la evidencia ha demostrado que la simulación es una metodología docente que, si se utiliza correctamente, aumenta la curva de aprendizaje;[1] por tanto, debemos ocuparnos de emplearla de una manera adecuada y estandarizada para que sea efectiva.

En los estándares de buena práctica publicados por la Internacional Nursing Association for Clinical Simulation and Learning (INACSL),[2] se consideran necesarias las siguientes fases para el diseño de una simulación:

1. **Necesidad de valoración y seguimiento**

   Es muy tentador diseñar un curso de simulación a partir de una idea o de una propuesta, que puede proceder de la institución, de los responsables del curso o del centro de simulación, de la jefatura de estudios o de los propios alumnos, o también definir directamente los objetivos de aprendizaje, aunque el eje de cualquier actividad de simulación tiene que ser la detección de una necesidad formativa.[3]

   Una evaluación de las necesidades proporciona la evidencia fundamental de la necesidad de una simulación bien diseñada. Para ello, a partir de las necesidades detectadas, podremos conocer en qué zona docente debemos planificar el curso[4] y podremos describir el objetivo general de la simulación. Los resultados de la evaluación de necesidades guían al diseñador del curso en el desarrollo de los objetivos específicos de aprendizaje.

   El análisis de las necesidades puede provenir de diferentes fuentes:[5]

   - De las organizaciones (agencias reguladoras, políticas sanitarias, registros de errores, estándares de calidad) como, por ejemplo, respuestas a necesidades estratégicas, relación con un evento adverso y/o cambios en los procesos.
   - De las personas (alumnos, expertos, instructores) como, por ejemplo, déficits de conocimiento, de habilidades, de actitudes u organizativos.
   - De documentos (estándares, protocolos, bibliografía) como, por ejemplo, definición de competencias, análisis de tareas, nuevas referencias y/o regulaciones.

   Existen múltiples métodos para conseguir la información, y la mayoría de las veces es necesario combinarlos para poder obtener un buen análisis a través de cuestionarios, entrevistas, grupos de discusión, observación directa y/o comparando el análisis real y el esperado. Es importante recopilar información de los estudiantes, ya que, según la teoría del aprendizaje del adulto de Knowles,[6] los adultos valoran el aprendizaje que se integra en sus necesidades y están más interesados en estrategias centradas en los problemas que en la propia materia.[7]

2. Objetivos mesurables

Como se ha comentado, los objetivos se determinan a partir de la evaluación de necesidades; su finalidad es abordar las necesidades y tienen que impulsar el diseño del curso de simulación.

Según el estándar III de las INACSL publicado en 2013,[5] los objetivos generales reflejan el propósito de la actividad de simulación y están relacionados con las metas que se plantea la organización, mientras que los objetivos específicos de aprendizaje están vinculados a las habilidades que deben ser capaces de conseguir los estudiantes al final de su experiencia de simulación. Los objetivos específicos pueden versar sobre habilidades técnicas o no técnicas (factores humanos), y deben ser adecuados para la finalidad de la simulación, y al nivel de los participantes, coherentes con su currículum.[8]

3. Escenario

El escenario o caso clínico proporciona el contexto para poder llevar a cabo la experiencia en simulación. El docente que diseñe el caso debe asegurar la calidad y validez de contenido, manteniendo la estandarización de los objetivos.[3] Es importante que el escenario esté bien detallado, y requiere de una planificación cuidadosa, manteniendo la coherencia con el proceso de aprendizaje del que forma parte (necesidades, objetivos, escenario y *debriefing*).[9]

El diseño del escenario consta de 5 etapas:

a. Identificación de los objetivos
   Los objetivos deben ser coherentes con el nivel y el currículum de los participantes, y adecuados a la finalidad de la simulación. Pueden estar dirigidos a entrenar habilidades técnicas y/o no técnicas (factores humanos).
b. Identificación de posibles incidentes
   Los incidentes deben ser pertinentes para provocar eventos que aclaren los objetivos de aprendizaje definidos. Según los objetivos, se pueden utilizar varias estrategias como, por ejemplo, en el caso que en el objetivo esté implícito trabajar la comunicación, introducir nuevos participantes, proporcionar información relevante exclusivamente a un miembro del equipo, utilizar llamadas telefónicas, etc.
c. Especificación y desarrollo de los eventos del escenario (para más información, véase el apartado 8e).
   El escenario debe reflejar el estado inicial del paciente, los eventos y *triggers* previstos que van a transitar durante el tiempo que dure y la evolución del paciente. Según la INACSL, para diseñar el escenario, se deben utilizar parrillas estandarizadas que ayuden a los docentes a tener en cuenta el desarrollo completo del escenario, donde consten datos demográficos del paciente, una lista de control técnica para la organización que comprenda los parámetros de los monitores, el equipo respiratorio, el acceso al paciente, la medicación, el material específico, los equipos necesarios y un *checklist* como método de comprobación.
   En esta etapa cabe valorar si es necesario algún material complementario (radiografías, analíticas, etc.), documentación o programar el *software* con las tendencias y sucesos que transcurrirán durante el caso.
d. Evaluación del escenario y modificación
   Cada escenario desarrollado debe ser testado por dos grupos diferentes e independientes del equipo docente que lo ha creado antes de ser utilizado con los estudiantes. Posteriormente, deben realizarse los cambios que sean oportunos para mejorar el escenario final, que es el que se llevará a cabo con los estudiantes.

e. Formación de los instructores, implementación y modificaciones

En esta etapa es el momento de disponer de toda la información documentada y preparada para implementar el escenario con los estudiantes antes de la formación y/u organización de los instructores que lo van a llevar a cabo. A continuación, es preciso evaluar el escenario y realizar las modificaciones pertinentes.

4. Fidelidad

Es necesario hablar de diferentes tipos de fidelidad para crear la percepción de realismo requerido que permita a los participantes involucrarse en la simulación. Para ello hay que reconocer que los seres humanos piensan en la realidad de al menos tres maneras: de manera física (*moulage*, entorno, simulador), conceptual (escenario) y emocional (interacciones).[10] La primera se refiere a fenómenos bien descritos por las disciplinas de la física, la química, la anatomía y la biología. Peso, viscosidad, color, precisión anatómica, conductividad, gravedad y similares son propiedades físicas de nuestros maniquíes de simulación. En la comunidad de simulación, respecto al maniquí, por ejemplo, podemos quejarnos de un realismo físico deficiente relacionado con signos clínicos como la dilatación de la pupila, las respuestas de parpadeo, los sonidos respiratorios, la textura de la piel, la forma y el tamaño del cuerpo, etc. Todo esto está relacionado con el realismo físico.

Los humanos también piensan en la realidad en un modo conceptual, que hace referencia a la teoría, el significado, los conceptos y las relaciones. El modo conceptual implica relaciones tales como «Si existe una hemorragia sustancial, entonces la presión arterial disminuirá», con lo cual adquiere una relación directa con el escenario.

El tercer modo de involucrarse con la realidad es emocional y se relaciona con la experiencia holística de la situación y con acciones y relaciones de tipo emocional. El aspecto emocional y experiencial de la simulación puede vincularse con los sentimientos agradables o desagradables.

Entender la fidelidad desde tres prismas proporciona un mapa preliminar de cómo los tres modos de pensar sobre el realismo pueden mejorar o inhibir el compromiso de los participantes. Así, varios estudios observan que, si la simulación «funciona», los participantes experimentan la simulación de una manera experiencial y emocionalmente relevante, y son capaces de dar sentido conceptual al escenario a pesar de las diferencias físicas con una situación clínica real.[11]

5. Habilidades del facilitador

El método específico de facilitación seleccionado debe centrarse en alcanzar los objetivos, y depende de la zona docente donde planifiquemos el curso en simulación (para más información, véase el tema 6).

6. *Prebriefing*

El *prebriefing* (también conocido como *briefing*) es la información y la orientación previas al inicio del escenario simulado con el fin de facilitar que los estudiantes alcancen los objetivos propuestos.[12]

La evidencia científica refiere que la realización del *prebriefing* aumenta los resultados de aprendizaje en los alumnos[13] y debe ser incluido como una fase imprescindible en el diseño de una simulación.[14] Constituye la primera fase de una experiencia basada en simulación (*prebriefing* – escenario – *debriefing*), y tal y como se define en la bibliografía, consta de diferentes etapas:[15]

a. Planificación

Es necesario planificar el *prebriefing* para que mantenga una estructura organizada y coherente. Este debe ser más o menos largo según la zona docente en la que se esté llevando a cabo la simulación.

b. Ejecución (facilitación)

1. Dar la bienvenida al curso

Es necesario dar la bienvenida al curso y aprovechar ese momento para realizar una actividad para romper el hielo. En muchos casos, los participantes en una actividad de simulación llegan nerviosos a la sesión, y se pretende realizar una actividad para relajar los nervios.

2. Pactar unas normas de convivencia durante la sesión

3. Presentar la agenda del curso

4. Crear un entorno seguro[16]

- Clarificar zonas docentes, roles de los participantes y objetivos del curso.
- Aclarar si es una actividad formativa o sumativa.
- Hablar sobre la confidencialidad de la sesión.
- Explicar la actitud positiva frente al error.
- Realizar un contrato de ficción.
- Garantizar las normas del juego y explicar las limitaciones que puede tener la experiencia en simulación.

5. Ofrecer teoría, si es necesario

c. Evaluación

Para sostener que se están realizando prácticas educativas de calidad, es necesario llevar a cabo evaluaciones de cada una de las fases de la simulación. El Centro de Simulación Médica (CMS) de la Universidad de Harvard utiliza la herramienta Debriefing Assessment for Simulation in Healthcare (DASH)© para evaluar el *debriefing* a través de la observación de comportamientos concretos. Entendiendo que el *prebriefing* forma parte de la facilitación y, por tanto, del *debriefing* aunque se sitúe en un tiempo distinto dentro de la secuencia de la actividad de simulación, en la herramienta DASH© hay ítems dirigidos a evaluar el *prebriefing*.[17]

7. *Debriefing*

El *debriefing* y el *feedback* son diferentes, pero ambos son elementos críticos que deben estructurarse utilizando las mejores prácticas. Para llevar a cabo un *debriefing* efectivo, es necesario que el facilitador esté muy bien formado en técnicas de facilitación. El uso de un *debriefing* o un *feedback* planificado, ordenado y estructurado enriquece el aprendizaje y contribuye a la consistencia de la experiencia de simulación, tanto para los participantes como para los mismos facilitadores (para más información, véase el tema 6).

8. Evaluación

En la fase de diseño se deben determinar los procesos de evaluación para garantizar la calidad y la eficacia de la simulación. El proceso de evaluación debe incluir una evaluación de los participantes, de los facilitadores, de la experiencia de simulación, de las instalaciones e incluso del equipo de soporte, para disponer de datos que ayuden a evaluar el programa de simulación y mejorarlo en futuras ediciones.

Además, las actividades de simulación pueden ser formativas o sumativas; por tanto, también se pueden utilizar escalas de evaluación diseñadas específicamente para medir los objetivos de aprendizaje planteados en la simulación.

Es necesario que las rúbricas de evaluación sean instrumentos válidos y fiables para obtener resultados consistentes (para más información, véase el tema 11).

9. Preparación

En la fase de diseño, hay que tener en cuenta la preparación que necesitan los participantes para abordar con éxito los objetivos de aprendizaje planteados. El diseñador del curso y el facilitador que lleve a cabo la sesión son los responsables de garantizar que las actividades preparatorias aborden los conocimientos, las habilidades, las actitudes y los comportamientos que serán necesarios desarrollar en la simulación. Estas actividades pueden estar relacionadas con el contenido (por ejemplo, lecturas y/o análisis de artículos, cursos, sesiones didácticas, cuestionarios, casos gamificados, visualización de vídeos, etc.).

Bibliografía

1. Cant R, Coopers S (2017). Use of simulation-based learning in undergraduate nurse education: An umbrella systematic review. Nurse Education Today, 49: 63-71. Doi: 10.1016/16-11015.

2. NACSL Standards Committee (2016). INACSL standards of best practice: Simulation SM Simulation design. Clinical Simulation in Nursing, diciembre, 12 (S): S5-S12. Doi: 10.1016/j.ecns.2016.09.005.

3. Lioce L, Meakim CH, Fey MK, Chmil JV, Mariani B, Alinier G (2015). Standards of best practice: Simulation standard IX: simulation design. Clinical Simulation in Nursing, 11 (6): 309-315. Doi: 10.1016/j.ecns.2015.03.005.

4. Roussin CJ, Weinstock P (2017). SimZones: An Organizational Innovation for Simulation Programs and Centers. Acad Med, 92 (8): 1114-1120.

5. International Nursing Association of Clinical Simulation and Learning (2013). Standards of best practice: simulation. Clinical Simulation in Nursing, 9 (6S): S1-S32.

6. Knowles M (1973). The adult learner: A neglected species. Houston: Gulf Publishing Company.

7. Anderson J, Aylor M, Leonard D (2008). Instructional design dogma: Creating planned learning experience in simulation. Journal of Critical Care, 23 (4): 595-602. Doi: 10.1016/j.jcrc.2008.03.003.

8. Brewer E (2011). Successful techniques for using human patient simulation in nursing Education. Journal of Nursing Scholarship, 43 (3): 311-317.

9. Jeffries PR (2015). The NLN Jeffries Simulation Theory. Filadelfia: The National League for Nursing and Wolters Kluwer.

10. Rudolph J, Simon, R, Raemer, D (2007). Which Reality Matters? Questions on the Path to High Engagement in Healthcare Simulation, Simulation In Healthcare. The Journal of the Society for Simulation in Healthcare, 2 (3): 161-163. Doi: 10.1097/SIH.0b013e31813d1035.

11. Dieckmann P, Gaba D, Rall M (2007). Deepening the Theoretical Foundations of Patient Simulation as Social Practice. Simulation In Healthcare: The Journal of the Society for Simulation in Healthcare, 2 (3): 183-193. Doi: 10.1097/SIH.0b013e3180f637f5.

12. Raurell Torredà, M., Sarria Guerrero, J.A., Hidalgo Blanco, M.Á., Uyà Muntaña, J. y González Pujol, A., 2017. La simulación en ciencias de la salud. Barcelona: Edicions de la Universitat de Barcelona. ISBN 9788491685562.

13. Page-Cutrara K (2015). Prebriefing in nursing simulation: A concept analysis. Clin Simul Nurs, 11: 335-340.

14. Leon E, Maestre J (2019). Prebriefing en simulación clínica: análisis del concepto y terminología en castellano. Educación Médica, 20 (4): 238-348.

15. Page-Cutrara K, Turk M (2017). Impact of prebriefing on competency performance, clinical judgment and experience in simulation: An experimental study. Nurse Educ Today, 48: 78-83.

16. Rudolph JW, Raemer DB, Simon R (2014). Establishing a safe container for learning in simulation the role of the presimulation briefing. Simul Healthc, 9: 339-349.

17. Simon R, Raemer DB, Rudolph JW (2012). Debriefing Assessment for Simulation in Healthcare (DASH)© – Instructor Version, Long Form. Center for Medical Simulation, Boston, Massachusetts. www.harvardmedsim.org/wp-content/uploads/2017/01/DASH.IV. Long Form. 2012.05.pdf. 2012. English, French, Japanese, Spanish.

5.2. Lenguaje en taxonomía NIC (Clasificación de Intervenciones de Enfermería) en la simulación del grado de Enfermería

Montserrat Aldomà (Universitat d'Andorra)
Noemí Navais Barbeitos (Universitat d'Andorra)
Marta Raurell Torredà (Facultad de Enfermería, Universidad de Barcelona)
Olga Travesset Rey (Universidat d'Andorra)

El diseño de la simulación debe adecuarse al contenido del curso en la que se imparte y en relación con los objetivos de aprendizaje y competencias. Los casos clínicos que se van a simular deben estar alineados con el contenido teórico que se imparte mediante otras metodologías de aprendizaje, como pueden ser la clase magistral, el estudio de casos y el aprendizaje basado en problemas o seminarios.

El entrenamiento de habilidades no técnicas (comunicación, liderazgo, trabajo en equipo, conciencia de la situación, toma de decisiones, manejo de los recursos, práctica segura, minimización de eventos adversos y profesionalismo)[1, 2] puede ayudar a las enfermeras noveles a testar su propio rol, conocer qué se espera de ellas en el ejercicio profesional y mejorar su autoconfianza practicando más habilidades clínicas.

Los distintos grupos profesionales que participan en la formación de grado (profesores a tiempo completo, profesores asociados y tutores de práctica clínica) deberían consensuar qué intervenciones enfermeras sería necesario programar en los distintos casos clínicos para integrar la teoría con la práctica en el laboratorio de simulación y que tenga una progresión competencial durante los cuatro años del grado.

Para ello, es necesario utilizar un lenguaje estandarizado como es la taxonomía NIC (Nursing Intervention Classification),[3] que está integrado en la práctica clínica, que se ha desarrollado a nivel mundial y que está incluido en los distintos sistemas informáticos de los servicios sanitarios.

Por otro lado, existen diferentes tipos de modelos y/o teorías de aprendizaje que pueden guiar el desarrollo y fortalecer el diseño de la experiencia formativa basada en la simulación.[4] El modelo de novicio a experto de Patricia Benner[5] se creó para ayudar a trasladar el conocimiento enfermero de la clase a la práctica clínica, y distingue cinco niveles de competencia: enfermera novel, enfermera con poca experiencia, enfermera competente, enfermera eficiente y enfermera experta. En la formación de grado, sería adecuado contemplar los niveles de novel (cuando focaliza su atención en objetivos mesurables, como los signos vitales, y guía sus intervenciones según las normas que ha aprendido en clase) y enfermera con poca experiencia (cuando ya ha tenido suficientes experiencias prácticas como para relacionar los signos y síntomas con manifestaciones de una enfermedad, y guía sus intervenciones según lo dispuesto en los protocolos relacionados con la enfermedad identificada).

Por ello, como grupo de investigación, nos propusimos como objetivo consensuar entre las universidades participantes el contenido curricular, basado en las intervenciones enfermeras (NIC), que debería guiar el aprendizaje de habilidades no técnicas mediante simulación clínica de alta fidelidad.

Con la técnica Delphi (a profesores expertos en taxonomía, a profesores del grado de Enfermería según las diferentes asignaturas que impartían y a profesores expertos en simulación), consensuamos qué NIC deberían tenerse en cuenta como intervenciones a desarrollar por el estudiante durante el escenario simulado de acuerdo con su curso académico.[6]

Clasificamos en cuatro tablas las NIC seleccionadas por los expertos:

- Tabla 5.1.: NIC para la formación en simulación a enfermeras noveles (primer- segundo curso).
- Tabla 5.2.a: NIC para la formación en simulación a enfermeras con poca experiencia (tercer-cuarto curso), maternoinfantil, salud mental y geriatría.
- Tabla 5.2.b: NIC para la formación en simulación a enfermeras con poca experiencia (tercer-cuarto curso), enfermería clínica II, enfermería comunitaria – salud pública.
- Tabla 5.3.: NIC transversales para la formación en simulación a enfermeras a lo largo del grado (incluía las NIC relacionadas con las asignaturas de ética y psicología, más aquellas NIC que los expertos consideraron necesarias en más de una asignatura y en más de un curso, motivo por el cual las designamos como transversales).

Mediante un análisis cualitativo de los resultados, se identificaron aquellas NIC que solo se pueden entrenar con un paciente estandarizado, no con un maniquí:

5244 Asesoramiento en la lactancia
5260 Cuidados en la agonía
5470 Declarar la verdad al paciente
5230 Mejorar el afrontamiento
7460 Protección de los derechos del paciente

Si se aplica a un caso clínico, podemos ver cómo seleccionamos las NIC a desarrollar durante la simulación por parte de los estudiantes:

Enunciado del caso clínico 1

Juan Domínguez, de 42 años, acude a urgencias por un dolor abdominal agudo que no ha cesado en las últimas 24 horas. No tiene alergias medicamentosas conocidas. La enfermera de triaje ha observado las siguientes constantes vitales:

☐ TA 90/54 mmHg, FC 106 ppm, FR 20rpm, Sat O2 97%, T.ª 37,4 °C, EVA 9/10.

La enfermera responsable redacta los siguientes diagnósticos enfermeros:

- 00028 Riesgo de déficit de volumen de líquidos relacionado con falta de ingesta
- 00132 Dolor agudo relacionado con agentes lesivos manifestado verbalmente por el propio paciente
- 00004 Riesgo de infección relacionado con peristaltismo alterado

NIC que podemos trabajar si lo usamos en segundo curso:

- 1400 Manejo del dolor
- 4120 Manejo de líquidos
- 4200 Terapia intravenosa
- 6540 Control de infecciones
- 6680 Monitorización de constantes vitales
- 7710 Colaboración con el médico
- 6610 Identificación de riesgos
- 4260 Prevención del *shock*

Junto a las siguientes NIC transversales:

– 2300 Administración de medicación
– 2380 Manejo de medicación
– 5250 Apoyo en la toma de decisiones
– 6574 Identificación del paciente
– 7690 Interpretación de datos de laboratorio
– 5820 Disminución de la ansiedad
– 7310 Cuidados de enfermería al ingreso
– 8140 Informe de turnos

Si el caso clínico es para tercer-cuarto curso:

Podemos añadir un segundo paso en el que ya haya resultados de analíticas y el paciente presente un *shock* séptico u otra patología en la que los alumnos deban desarrollar aspectos más complejos del cuidado del paciente agudo / crítico.

Enunciado caso clínico 2

Antonia López, de 75 años de edad, acude al centro de salud por una descompensación de la diabetes que padece desde hace 15 años. Hasta ahora se controlaba con dieta y antiglucemiantes orales. Comenta que se salta la dieta y se ha olvidado de tomarse las pastillas. La enfermera ha observado las siguientes constantes vitales:

☐ TA 126/60 mmHg, FC 88 ppm, FR 20rpm, Sat O2 97%, T.ª 36,4 ºC, Glucemia: 190 mg/dl postpandrial

La enfermera responsable redacta los siguientes diagnósticos enfermeros:

– 00078 Manejo inefectivo del régimen terapéutico relacionado con dieta inefectiva y no toma de la medicación manifestado por aumento de la glucemia
– 00099 Mantenimiento inefectivo de la salud relacionado con conocimientos deficientes y manifestado por aumento de la glucemia
– 00179 Riesgo de glucemia inestable relacionado con conocimientos deficientes sobre el manejo de la diabetes

NIC que podemos trabajar si lo usamos en segundo curso:

5602 Enseñanza: proceso de enfermedad
5616 Enseñanza: medicamentos prescritos

Junto a las siguientes NIC transversales:

6574 Identificación del paciente
4920 Escucha activa
5510 Educación para la salud

Si el caso clínico es para tercer-cuarto curso:

Podemos añadir un segundo paso en el que se examinen los pies con heridas en el tercer y cuarto dedo del pie derecho. Los alumnos deberán desarrollar aspectos de curación del pie diabético y otros más concretos del cuidado del paciente crónico complejo.

Enunciado caso clínico 3

Jesús García, de 55 años de edad, acude a consultas externas para la toma de la medicación Antabús 250 mg, según orden judicial, como pauta de mantenimiento en el tratamiento del alcoholismo crónico que padece. En el momento de tomarse la medicación se niega, grita y se descontrola. Tiene antecedentes de conducta antisocial violenta.

La enfermera ha observado las siguientes constantes vitales:

☐ TA 130/80 mmHg, FC 115 ppm, FR 20rpm.

La enfermera responsable redacta los siguientes diagnósticos enfermeros:

- 00318 Riesgo de violencia dirigida a otros, relacionado con impulsividad e historia de conducta antisocial violenta
- 00022 Control de impulsos ineficaz relacionado con alcoholismo crónico
- 00099 Mantenimiento ineficaz de la propia salud relacionado con afrontamiento ineficaz individual

NIC que podemos trabajar si lo usamos en segundo curso:

4512 Tratamiento por el consumo de sustancias nocivas: retirada del alcohol
4350 Manejo de la conducta
6487 Manejo ambiental: prevención de la violencia

Junto a las siguientes NIC transversales:

6574 Identificación del paciente
2300 Administración de medicación
5330 Control del estado de ánimo
5340 Presencia
5380 Potenciación de la seguridad

Si el caso clínico es para tercer-cuarto curso:

Podemos añadir un segundo paso en el que haya un intento de agresión y se tenga que ingresar en la planta de salud mental. Los alumnos deberán establecer límites y detectar las causas de la negación en la toma de la medicación y del descontrol, aspectos más concretos del cuidado del paciente de salud mental.

Tabla 5.1.: NIC para la formación en simulación a enfermeras noveles (primer-segundo curso)

Enfermería clínica I	Enfermería fundamental
NIC 430 CONTROL INTESTINAL	NIC 200 FOMENTO DEL EJERCICIO
NIC 450 MANEJO DEL ESTREÑIMIENTO / IMPACTACIÓN FECAL	NIC 1450 MANEJO DE LAS NÁUSEAS
NIC 1400 MANEJO DEL DOLOR	NIC 1805 AYUDA CON EL AUTOCUIDADO: AIVD
NIC 1450 MANEJO DE LAS NÁUSEAS	NIC 3540 PREVENCIÓN DE ÚLCERAS POR PRESIÓN
NIC 2020 MONITORIZACIÓN DE ELECTROLITOS	NIC 5246 ASESORAMIENTO NUTRICIONAL
NIC 2080 MANEJO DE LÍQUIDOS / ELECTROLITOS	NIC 5606 ENSEÑANZA: INDIVIDUAL
NIC 3200 PRECAUCIONES PARA EVITAR LA ASPIRACIÓN	NIC 5616 ENSEÑANZA: MEDICAMENTOS PRESCRITOS
NIC 3320 OXIGENOTERAPIA	NIC 6410 MANEJO DE LA ALERGIA
NIC 3350 MONITORIZACIÓN RESPIRATORIA	NIC 6486 MANEJO AMBIENTAL: SEGURIDAD
NIC 3390 AYUDA A LA VENTILACIÓN	NIC 6540 CONTROL DE INFECCIONES
NIC 4010 PREVENCIÓN DE HEMORRAGIAS	NIC 6610 IDENTIFICACIÓN DE RIESGOS
NIC 4020 DISMINUCIÓN DE LA HEMORRAGIA	NIC 6680 MONITORIZACIÓN DE LOS SIGNOS VITALES
NIC 4022 DISMINUCIÓN DE LA HEMORRAGIA: DIGESTIVA	NIC 7710 COLABORACIÓN CON EL MÉDICO
NIC 4040 CUIDADOS CARDÍACOS	
NIC 4044 CUIDADOS CARDÍACOS: AGUDOS	
NIC 4070 PRECAUCIONES CIRCULATORIAS	
NIC 4120 MANEJO DE LÍQUIDOS	
NIC 4130 MONITORIZACIÓN DE LÍQUIDOS	
NIC 4170 MANEJO DE LA HIPERVOLEMIA	
NIC 4180 MANEJO DE LA HIPOVOLEMIA	
NIC 4200 TERAPIA INTRAVENOSA (I.V)	
NIC 5602 ENSEÑANZA: PROCESO DE ENFERMEDAD	
NIC 5618 ENSEÑANZA: PROCEDIMIENTO / TRATAMIENTO	
NIC 6240 PRIMEROS AUXILIOS	
NIC 6412 MANEJO DE LA ANAFILAXIA	
NIC 6490 PREVENCIÓN DE CAÍDAS	
NIC 6540 CONTROL DE INFECCIONES	
NIC 6550 PROTECCIÓN CONTRA LAS INFECCIONES	
NIC 7680 AYUDA EN LA EXPLORACIÓN	

Tabla 5.2.a: NIC para la formación en simulación a enfermeras con poca experiencia (tercer-cuarto curso), maternoinfantil, salud mental y geriatría

Enfermería maternoinfantil	Enfermería salud mental	Enfermería geriátrica
NIC 1100 MANEJO DE LA NUTRICIÓN	NIC 1030 MANEJO DE LOS TRASTORNOS DE LA ALIMENTACIÓN	NIC 200 FOMENTO DEL EJERCICIO
NIC 1160 MONITORIZACIÓN NUTRICIONAL	NIC 4350 MANEJO DE LA CONDUCTA	NIC 221 TERAPIA DE EJERCICIOS: AMBULACIÓN
NIC 2680 MANEJO DE LAS CONVULSIONES	NIC 4360 MODIFICACIÓN DE LA CONDUCTA	NIC 222 TERAPIA DE EJERCICIOS: EQUILIBRIO
NIC 2690 PRECAUCIONES CONTRA LAS CONVULSIONES	NIC 4380 ESTABLECER LÍMITES	NIC 1400 MANEJO DEL DOLOR
NIC 3900 REGULACIÓN DE LA TEMPERATURA	NIC 4410 ESTABLECIMIENTO DE OBJETIVOS COMUNES	NIC 4974 MEJORAR LA COMUNICACIÓN: DÉFICIT AUDITIVO
NIC 4026 DISMINUCIÓN DE LA HEMORRAGIA: ÚTERO POSPARTO	NIC 4420 ACUERDO CON EL PACIENTE	NIC 4976 MEJORAR LA COMUNICACIÓN: DÉFICIT DEL HABLA
NIC 4120 MANEJO DE LÍQUIDOS	NIC 4500 PREVENCIÓN DEL CONSUMO DE SUSTANCIAS NOCIVAS	NIC 4978 MEJORAR LA COMUNICACIÓN: DÉFICIT VISUAL
NIC 5645 ENSEÑANZA: SEGURIDAD DEL LACTANTE (0-3 MESES)	NIC 4512 TRATAMIENTO POR EL CONSUMO DE SUSTANCIAS NOCIVAS: RETIRADA DEL ALCOHOL	NIC 5612 ENSEÑANZA: EJERCICIO PRESCRITO
NIC 5646 ENSEÑANZA: SEGURIDAD DEL LACTANTE (4-6 MESES)	NIC 4514 TRATAMIENTO POR EL CONSUMO DE SUSTANCIAS NOCIVAS: RETIRADA DE LAS DROGAS	NIC 5616 ENSEÑANZA: MEDICAMENTOS PRESCRITOS
NIC 5647 ENSEÑANZA: SEGURIDAD DEL LACTANTE (7-9 MESES)	NIC 4516 TRATAMIENTO POR EL CONSUMO DE SUSTANCIAS NOCIVAS: SOBREDOSIS	NIC 6460 MANEJO DE LA DEMENCIA
NIC 5648 ENSEÑANZA: SEGURIDAD DEL LACTANTE (10-12 MESES)	NIC 5020 MEDIACIÓN DE CONFLICTOS	NIC 6482 MANEJO AMBIENTAL: CONFORT
NIC 5665 ENSEÑANZA: SEGURIDAD DEL NIÑO (13-18 MESES)	NIC 5240 ASESORAMIENTO	NIC 6490 PREVENCIÓN DE CAÍDAS
NIC 6540 CONTROL DE INFECCIONES	NIC 6487 MANEJO AMBIENTAL: PREVENCIÓN DE LA VIOLENCIA	
NIC 6680 MONITORIZACIÓN DE LOS SIGNOS VITALES		

NIC 6924 FOTOTERAPIA: NEONATO	
NIC 6930 CUIDADOS POSPARTO	
NIC 6960 CUIDADOS PRENATALES	
NIC 8274 FOMENTAR EL DESARROLLO: NIÑOS	

Tabla 5.2.b: NIC para la formación en simulación a enfermeras con poca experiencia (tercer-cuarto curso), enfermería clínica II, enfermería comunitaria – salud pública

Enfermería clínica II	Enfermería comunitaria / salud pública
NIC 1400 MANEJO DEL DOLOR	NIC 200 FOMENTO DEL EJERCICIO
NIC 1910 MANEJO DEL EQUILIBRIO ACIDOBÁSICO	NIC 4410 ESTABLECIMIENTO DE OBJETIVOS COMUNES
NIC 1911 MANEJO DEL EQUILIBRIO ACIDOBÁSICO: ACIDOSIS METABÓLICA	NIC 4490 AYUDA PARA DEJAR DE FUMAR
NIC 1912 MANEJO DEL EQUILIBRIO ACIDOBÁSICO: ALCALOSIS METABÓLICA	NIC 5246 ASESORAMIENTO NUTRICIONAL
NIC 1913 MANEJO DEL EQUILIBRIO ACIDOBÁSICO: ACIDOSIS RESPIRATORIA	NIC 5520 FACILITAR EL APRENDIZAJE
NIC 1914 MANEJO DEL EQUILIBRIO ACIDOBÁSICO: ALCALOSIS RESPIRATORIA	NIC 5602 ENSEÑANZA: PROCESO DE ENFERMEDAD
NIC 2130 MANEJO DE LA HIPOGLUCEMIA	NIC 5603 ENSEÑANZA: CUIDADOS DE LOS PIES
NIC 2260 MANEJO DE LA SEDACIÓN	NIC 5612 ENSEÑANZA: EJERCICIO PRESCRITO
NIC 2620 MONITORIZACIÓN NEUROLÓGICA	NIC 5616 ENSEÑANZA: MEDICAMENTOS PRESCRITOS
NIC 2870 CUIDADOS POSTANESTESIA	NIC 5618 ENSEÑANZA: PROCEDIMIENTO / TRATAMIENTO
NIC 3200 PRECAUCIONES PARA EVITAR LA ASPIRACIÓN	NIC 6490 PREVENCIÓN DE CAÍDAS
NIC 3304 MANEJO DE LA VENTILACIÓN MECÁNICA: PREVENCIÓN DE LA NEUMONÍA	NIC 6520 ANÁLISIS DE LA SITUACIÓN SANITARIA
NIC 3310 DESTETE DE LA VENTILACIÓN MECÁNICA	NIC 6530 MANEJO DE LA INMUNIZACIÓN / VACUNACIÓN
NIC 3350 MONITORIZACIÓN RESPIRATORIA	NIC 6540 CONTROL DE INFECCIONES

NIC 3390 AYUDA A LA VENTILACIÓN	NIC 6610 IDENTIFICACIÓN DE RIESGOS
NIC 3540 PREVENCIÓN DE ÚLCERAS POR PRESIÓN	NIC 7110 FOMENTAR LA IMPLICACIÓN FAMILIAR
NIC 4020 DISMINUCIÓN DE LA HEMORRAGIA	NIC 7120 MOVILIZACIÓN FAMILIAR
NIC 4090 MANEJO DE LA ARRITMIA	NIC 7910 CONSULTA
NIC 4120 MANEJO DE LÍQUIDOS	NIC 8020 REUNIÓN MULTIDISCIPLINAR SOBRE CUIDADOS
NIC 4180 MANEJO DE LA HIPOVOLEMIA	NIC 8500 FOMENTAR LA SALUD DE LA COMUNIDAD
NIC 4200 TERAPIA INTRAVENOSA (I.V)	
NIC 4250 MANEJO DEL SHOCK	
NIC 4254 MANEJO DEL SHOCK: CARDÍACO	
NIC 4256 MANEJO DEL SHOCK: VASOGÉNICO	
NIC 4258 MANEJO DEL SHOCK: VOLUMEN	
NIC 4270 MANEJO DE LA TERAPIA TROMBOLÍTICA	
NIC 6364 TRIAJE: CENTRO DE URGENCIAS	
NIC 6490 PREVENCIÓN DE CAÍDAS	
NIC 6540 CONTROL DE INFECCIONES	
NIC 6550 PROTECCIÓN CONTRA LAS INFECCIONES	
NIC 6610 IDENTIFICACIÓN DE RIESGOS	
NIC 7370 PLANIFICACIÓN PARA EL ALTA	
NIC 7660 REVISIÓN DEL CARRO DE EMERGENCIAS	
NIC 7910 CONSULTA	

Tabla 5.3.: NIC transversales para la formación en simulación a enfermeras a lo largo del grado

Transversales en el grado
NIC 2300 ADMINISTRACIÓN DE MEDICACIÓN
NIC 2380 MANEJO DE LA MEDICACIÓN
NIC 2395 CONTROL DE LA MEDICACIÓN
NIC 4920 ESCUCHA ACTIVA
NIC 5250 APOYO EN LA TOMA DE DECISIONES
NIC 5270 APOYO EMOCIONAL
NIC 5290 FACILITAR EL DUELO
NIC 5330 CONTROL DEL ESTADO DE ÁNIMO
NIC 5340 PRESENCIA
NIC 5380 POTENCIACIÓN DE LA SEGURIDAD
NIC 5395 MEJORA DE LA AUTOCONFIANZA
NIC 5460 CONTACTO
NIC 5510 EDUCACIÓN PARA LA SALUD
NIC 5820 DISMINUCIÓN DE LA ANSIEDAD
NIC 6160 INTERVENCIÓN EN CASO DE CRISIS
NIC 6574 IDENTIFICACIÓN DEL PACIENTE
NIC 7040 APOYO AL CUIDADOR PRINCIPAL
NIC 7140 APOYO A LA FAMILIA
NIC 7310 CUIDADOS DE ENFERMERÍA AL INGRESO
NIC 7690 INTERPRETACIÓN DE DATOS DE LABORATORIO
NIC 7880 MANEJO DE LA TECNOLOGÍA
NIC 7920 DOCUMENTACIÓN
NIC 7960 INTERCAMBIO DE INFORMACIÓN DE CUIDADOS DE SALUD
NIC 8140 INFORME DE TURNOS

Bibliografía

1. Lopreiato JO (ed.), Downing D, Gammon W, Lioce L, Sittner B, Slot V (2016). Spain AE (Associate Eds.), and the Terminology & Concepts Working Group. Healthcare simulation dictionary. Extraído de: www.ssih.org/dictionary. Consulta: 1 de mayo de 2019.

2. Meakim C, Boese T, Decker S, Franklin AE, Gloe D, Lioce L, Borum JC *et al.* (2013). Standards of best practice: simulation standard I: terminology. Clinical Simulation in Nursing, 9 (6S): S3-S11. Doi: 10.1016/j.ecns.2013.04.001.

3. Bulechek GM, Butcher HK, Dochterman JM (2013). Nursing Intervention Classification (NIC) (6.ª ed.). St. Louis, MO: Mosby Elsevier.

4. Lavoie P, Michaud C, Bélisle M, Boyer L, Gosselin É, Grondin M, Larue C, Lavoie S, Pepin J (2017). Learning theories and tools for the assessment of core nursing competencies in simulation: A theoretical review. J Adv Nurs, 16 de agosto. Doi: 10.1111/jan.13416. [Epub antes de su publicación].

5. Benner P (1984). From novice to expert: Excellence and power in clinical nursing practice. Menlo Park, CA: Addison-Wesley Publishing Co., Nursing Division.

6. Raurell-Torredà M, Llauradó-Serra M, Lamoglia-Puig M, Rifà-Ros R, Díaz-Agea JL, García-Mayor S, Romero-Collado A. (2020). Standardized language systems for the design of high-fidelity simulation scenarios: A Delphi study. Nurse Educ Today, 86: 104319.

5.3. La simulación en la asignatura de Enfermería comunitaria

Ángel Romero-Collado (Universidad de Girona)
Carolina Rascón-Hernán (Universidad de Girona)

Introducción

En el año 2014, el Programa de Actividades Preventivas y de Promoción de la Salud (PAPPS)[1] cumplió 25 años. El PAPPS consiste en una serie de actividades recomendadas de prevención y promoción de la salud, basadas en la mejor evidencia científica disponible, para realizarse en atención primaria (AP), y que se actualiza cada dos años.[2]

A pesar de la evidencia disponible, existen obstáculos que se presentan en la práctica clínica para la implementación de estas actividades, como la falta de valoración de los profesionales y de la población sobre la importancia del problema que se pretende prevenir, o las lagunas formativas en los profesionales sanitarios en el campo de la prevención y la promoción de la salud.[3] Estos aspectos pueden explicar, en parte, el hecho de que solo un 54% de españoles mayores de 65 años se vacune de la gripe o que únicamente un 21.8% de personas de la franja de edad de 50 a 69 años se haya realizado una prueba de sangre oculta en las heces.[4]

Los cambios en la concepción de la metodología docente que propició Bolonia, en la que las clases magistrales debían dar paso a más protagonismo al alumno, han permitido que se abra camino la simulación de alta fidelidad, entre otras. Existen diferentes modelos de simulación de alta fidelidad, en los que, en el escenario, se puede emplear desde un maniquí de alta fidelidad hasta la participación de un paciente estandarizado o simulado (PE).[5-7] En diversos estudios se valora el uso de la simulación en la evaluación de los estudiantes de grado en Ciencias de la salud en el ámbito de la AP. Mayoritariamente se evalúan dentro de procesos ECOE (Evaluación Clínica Objetiva Estructurada). Por ejemplo, en un estudio de Raurell-Torredà *et al.*,[8] las alumnas y alumnos del grado en Enfermería que no superan la prueba evaluativa de simulación tienen peores puntuaciones en las prácticas clínicas. Asimismo, en las recomendaciones de la Conferencia Nacional de Decanos de Medicina,[9] se aconseja que la competencia en prevención y promoción de la salud tenga un peso aproximado del 10% en las pruebas ECOE. Un ejemplo es la Universidad Miguel Hernández de Elche,[10] donde el peso de estas actividades fue del 12%, siendo la cuarta competencia con mejor puntuación, con un 7.2 de media.

Se puede realizar simulación en el ámbito de la enfermería comunitaria, en este caso relacionada con el PAPPS, como, por ejemplo, la que practican los alumnos de tercer curso de grado de la Universidad de Gerona,[11, 12] en la que obtuvieron una nota media de 6.76, y que vamos a desgranar a continuación.

Descripción de la actividad

El ejemplo de la simulación que se va a exponer se enmarca en los cuatro seminarios de la asignatura de Enfermería comunitaria II de tercer curso (6 ECTS – European Credit Transfer System), con un peso del 20% del total de la nota final de la asignatura. Los seminarios no son de asistencia obligatoria, pero para optar al cuarto seminario de evaluación, se debe asistir a los tres primeros.

Los tres seminarios formativos, de 2 horas de duración, se distribuyen en diferentes meses del curso académico:

- En el primer seminario, los alumnos deben hacer un trabajo previo (*prebriefing*)[4, 13] mediante la lectura y la comprensión de un resumen en formato parrilla del PAPPS,[1] elaborado por los profesores de la asignatura (véase Tabla 5.4).
- En el segundo, el *prebriefing* de las alumnas consiste en conocer las características de las vacunas, las condiciones de conservación y la administración de aquellas incluidas en el calendario vacunal del adulto de Cataluña.
- En el tercero, se mezclan los contenidos de los dos anteriores.

El seminario se imparte en grupos de 20 alumnos, de los cuales dos actúan como enfermeros y deben resolver un caso en la consulta de AP con la participación de un PE. El resto observa en una sala contigua a través de vídeo en directo y rellena una rúbrica con las actuaciones que ellos hubieran realizado. La rúbrica contiene las intervenciones valoradas en los seminarios (véase Tabla 5.4). De esta forma, los alumnos que no intervienen directamente en el escenario pueden situarse en él y participar de manera activa. Este aspecto permite que en el proceso de *debriefing* intervengan todos los alumnos, los que han participado en el escenario y los que lo han hecho fuera de él, lo que implica que las aportaciones sean más plurales.

Los recursos que las facultades destinan a la simulación son muy variables en función de la universidad. En este caso, tuvimos que demostrar que se puede realizar una simulación en un grupo mediano, ya que esta puede abarcar desde grupos pequeños, que sería lo ideal, a grupos mayores, en los que es más difícil fomentar la participación de todos los alumnos. Teniendo presentes los recursos, debemos sacar el máximo partido posible, lo que hace que siempre sean necesarias dosis elevadas de imaginación e innovación.

Tabla 5.4. Intervenciones relacionadas con el PAPPS. La X indica la actividad que el alumno debe realizar, el – indica que no corresponde hacerla por edad o género, o que ya se encuentra registrada en el curso clínico realizado por otro profesional

Ítems del caso	Caso 1	Caso 2	Caso 3	Caso 4
Presentación y saludo	X	X	X	X
Vacunación	X	X	X	–
Hábitos alimentarios	X	X	X	X
Práctica de actividad física	X	X	X	X
Peso, altura y cálculo IMC	X	X	X	X
Consumo alcohol	X	X	X	–
Tabaquismo	X	X	–	–
Antecedentes personales	X	–	X	X
Antecedentes familiares	X	–	X	X
Relaciones sexuales de riesgo	X	X	X	X
Mamografía	–	X	–	X
Citología	–	X	–	–
Presión arterial	X	X	X	X
Explicación motivo PAPPS	X	X	X	X
Fotoprotección	X	X	X	X
Cribado cáncer de colon	–	X	–	X
Cribado hipercolesterolemia	–	–	X	X
Cribado diabetes	–	–	X	X
Consumo de drogas	X	X	X	X

Una vez resuelto el caso (10-15 minutos), los alumnos vuelven a la sala donde se encuentra el resto y escriben el curso clínico del PE mediante la estructura Motivo de consulta, Exploración del paciente, Evaluación y Plan de actuación (MEAP). Después se lleva a cabo el proceso de *debriefing*.[4] Entre todos los alumnos exponen cómo ha ido la actuación, qué aspectos se pueden mejorar y cómo abordarlos y reforzar las intervenciones acertadas. Finalizada esta fase (20 minutos), se trata un nuevo caso con 2 alumnos diferentes y se repite el proceso, hasta completar tres o cuatro casos clínicos distintos.

En el cuarto seminario (de evaluación), cada alumno resuelve un caso de un PE, en el que deben realizar un máximo de 15 intervenciones del total disponibles, con las que se puede obtener una puntuación de 0 a 10 puntos (puede observarse en la Tabla 5.5). Para conseguir la puntuación máxima del ítem, deben realizar el cribado correspondiente a la edad de la persona y/o reforzar la conducta saludable o plantear apoyo en las que no lo sean. Una vez resuelto el caso, en un aula exterior, escriben el curso clínico a través del MEAP, que permite obtener 1 punto adicional.[8] Puede observarse la distribución en la figura 5.1.

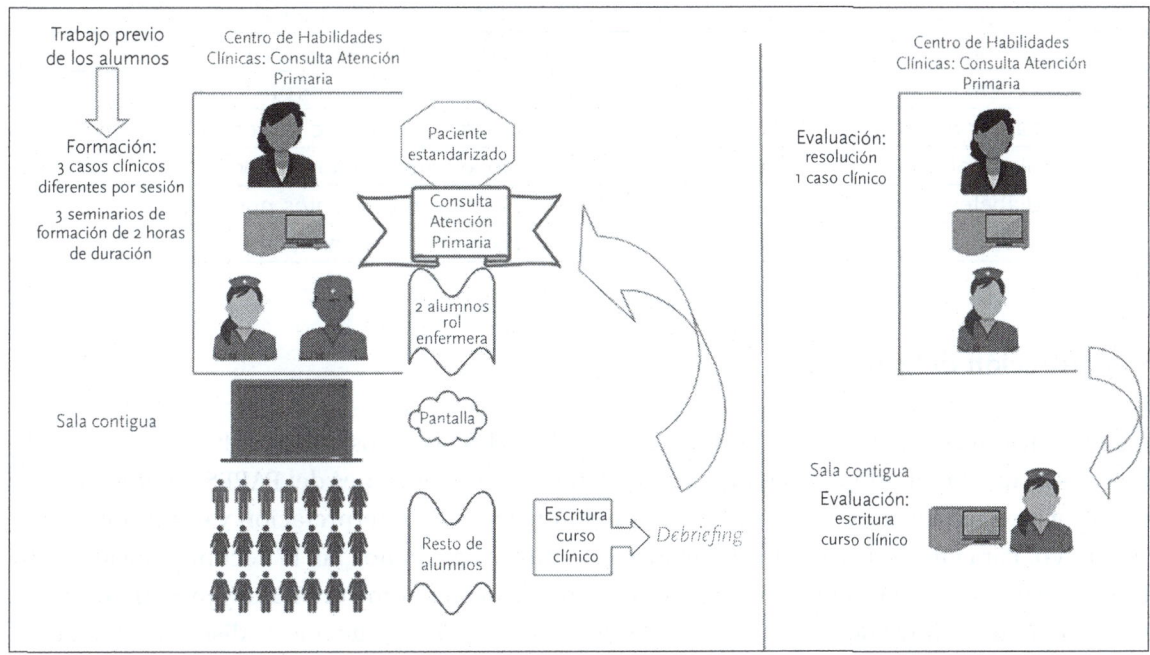

Figura 5.1. Metodología de simulación formativa y evaluativa

Tabla 5.5. Desglose de la puntuación por cada actividad realizada correctamente

Ítems del caso	Caso 1	Comentario
Presentación y saludo	0.5	Se presenta y saluda
Vacunación	1	No administra dosis TD, ya cubierta
Hábitos alimentarios	1	Pregunta hábitos de alimentación
Práctica de actividad física	0.75	Pregunta hábito de ejercicio
Peso, altura y cálculo IMC	0.5	Peso, talla e IMC los tres
Consumo alcohol	0.75	No consume alcohol
Tabaquismo	0.75	No fuma
Antecedentes personales	0.5	Sin antecedentes de interés
Antecedentes familiares	0.5	Sin antecedentes de interés
Relaciones sexuales de riesgo	1	Pregunta sobre relaciones sexuales de riesgo
Mamografía	–	No le corresponde por edad (50-69 años)
Citología	–	No le corresponde por edad (25-64 años)
Presión arterial	0.5	Toma la presión arterial
Explicación motivo PAPPS	0.5	Explica por qué le hace PAPPS
Fotoprotección	0.75	Pregunta uso fotoprotección
Cribado cáncer de colon	–	No le corresponde por edad (> 50 años)
Cribado hipercolesterolemia	–	No le corresponde por edad
Cribado diabetes	–	No hay antecedentes ni riesgo
Consumo de drogas	1	Pregunta sobre consumo drogas

Construcción del caso

Para la construcción del caso es importante tener claros los objetivos de aprendizaje. Nuestros objetivos son que los alumnos identifiquen las diferentes intervenciones del PAPPS en función de la edad y género de los pacientes, y adquieran habilidades en la interpretación y escritura del curso clínico. Para ello, partimos de la parrilla en la que desglosamos las 17 recomendaciones del PAPPS en función de la edad y el género, y añadimos aspectos como el saludo y presentación, y la explicación del motivo de realización del PAPPS. Según el tiempo de que se disponga, puede ser más o menos complejo; nosotros consideramos que 15 actividades de las 19 se pueden llevar a cabo en un caso en simulación evaluativa. A partir de la parrilla y del historial clínico del paciente, podemos construir un caso. Por ejemplo, en el caso 1 (siguiendo la parrilla de la Tabla 5.4), tenemos a una mujer de 22 años (María Cobos) que consulta por un pequeño corte en el dedo. Para ello, construimos el personaje a partir de las intervenciones del PAPPS y seleccionamos aquellas que deseamos que aparezcan. Así, es importante el género, la edad y la información que se incluirá en el historial clínico.

Para la elaboración de las instrucciones en el PE, debemos escribirlas en unidades básicas de información, que contienen la información relevante del caso, como puede observarse en la tabla 5.6.

Tabla 5.6. Instrucciones para el paciente estandarizado

Te llamas María Cobos, **tienes 22 años** y has acudido al centro de salud porque **te has cortado** con el cuchillo del pan en el dedo índice de la mano izquierda. Te duele un poco, pero ya se ha detenido la hemorragia y es un corte pequeño. **No recuerdas si tienes que ponerte alguna vacuna** (tienes todas las que te pusieron de pequeña).

Estudias Química en la universidad.

No tienes **ningún antecedente patológico** de interés (no tienes alergia a ningún medicamento, enfermedades, etc.).

En tu **familia tampoco** nadie tiene ninguna enfermedad importante, tus padres son jóvenes y no tienen ningún problema de salud.

Pesas 60 kg y mides 168 cm (IMC 21,2).

No fumas ni bebes alcohol nunca, ni en ocasiones especiales. Te dicen que eres un «bicho raro».

No tomas ninguna droga. A pesar de que algunos amigos tuyos consumen marihuana, a ti nunca te ha tentado.

No tienes pareja y **no mantienes relaciones** esporádicas. Pero tienes claro que, si las mantuvieras, utilizarías el **preservativo**.

Tu **presión arterial** es de 110/70 mmHg y la frecuencia cardíaca de 80x'.

Fuiste al **ginecólogo** de tu madre cuando tenías 15 años. Te dijo que hasta que cumplieras 25 años o mantuvieras relaciones sexuales no era necesario realizarte revisiones periódicas.

No has ido nunca al dentista porque tienes unos dientes fuertes y te los lavas 3 veces al día. Solo cuando vas a la playa te pones **protección solar**.

No haces ejercicio físico, te da pereza. Quizás un día te animas a ir a caminar con tus amigas.

Comes variado, pero siempre acostumbras a comer de primer plato verdura (cruda o cocida) y un poco de pescado o carne con arroz, pasta, etc. Tu bebida principal es el agua.

Es recomendable que quien interprete el papel de paciente no sea alumno o profesional sanitario, sino una persona externa, aunque en muchas ocasiones no es posible.[14, 15] En nuestro caso, utilizamos alumnas de cursos anteriores o posteriores o profesionales de AP externos que no imparten docencia en el grado, a quienes les explicamos qué características y actuación deben tener presente: colaboración con el profesional, respuestas solo a las preguntas que realiza el profesional, y en caso de que exista alguna pregunta que no salga en el guion, es posible inventarse la respuesta siempre que sea dentro de la normalidad de la situación, pues esto no afectará a la resolución del caso.

Los aspectos de la parrilla que no se evalúan en el caso pueden incluirse en el historial clínico, o porque no le corresponden por edad o género, como por ejemplo la citología para el cribado de cáncer de cuello uterino o el cribado de cáncer de colon. Podemos incluir en el historial que tiene una analítica de sangre de hace un año con los valores de glucemia y colesterol dentro de la normalidad.

Las actividades de técnicas de baja fidelidad (presión arterial, peso y talla) pueden llevarse a cabo o tan solo mencionarse que ya se han realizado, en cuyo caso el paciente da el resultado directamente. Son técnicas de baja complejidad, que en alumnos de tercer curso se supone que no suponen ningún problema.

Instrucciones para los alumnos

Los alumnos deben tener las instrucciones claras sobre qué se espera de ellos. La simulación formativa es un buen escenario para que se familiaricen y cojan confianza durante el proceso de la simulación. La simulación evaluativa seguirá el mismo formato, aunque antes de la entrada en el escenario deben ofrecerse unas instrucciones claras y sencillas. En nuestro caso, un ejemplo de instrucción antes de que cada alumno entre en su escenario evaluativo puede consultarse en la tabla 5.7.

Tabla 5.7. Instrucciones a los alumnos antes de entrar a resolver el escenario

> Hoy inicias una sustitución en una consulta de enfermería de atención primaria del Centro Güell.
> Durante las visitas programadas del día tienes a una mujer, María, de 22 años.
> Dispones de acceso a tu historial clínico en el ordenador, por si lo consideras necesario.
> Debes realizar una valoración del motivo de consulta de la paciente y llevar a cabo las intervenciones que consideres necesarias para resolver la visita.

Uso del historial clínico como parte de la simulación

El historial clínico es una herramienta que proporciona más realismo a la simulación y que puede jugar un papel importante en el desarrollo del caso.[11, 12, 16, 17] En él, pueden consultarse el estado vacunal del paciente, consultas anteriores, resultados de pruebas... Lo que consideremos que debe tener el caso. Nosotros, una vez finalizada la visita, enviamos a la alumna que escribe el curso clínico a una sala contigua para que esté más tranquila y disponga de más tiempo.

La alumna puede obtener hasta 1 punto extra en la nota final de la simulación con la redacción del curso clínico, que sigue el formato MEAP (Motivo de la visita, Exploración, Evaluación y Planificación). Cada sección tiene un valor de 0.25 puntos. Se puede ver el desglose de la puntuación en la tabla 5.8.

Tabla 5.8. Ejemplo del desglose de la puntuación en la corrección del MEAP en el curso clínico

> M (0.5 puntos): consulta por calendario vacunal después de cortarse en el dedo índice (0.25 puntos). Realizo PAPPS (0.25 puntos).
>
> E (0.5 puntos): herida superficial en dedo índice (0,1 puntos). Sin antecedentes personales ni familiares de interés (0.1 puntos), no fuma (0.1 puntos), no consume alcohol (0.1 puntos), Peso 60 kg Talla 1.68 m - IMC 21,2 (0.1 puntos), TA 110/70 mmHg (0.1 puntos), última dosis Td hace 7 años (0.1 puntos), no consumo de drogas (0.1 puntos), no tiene pareja ni mantiene relaciones sexuales, pero utilizaría preservativo (0.1 puntos), no visita al odontólogo regularmente (0.1 puntos), fotoprotección solo cuando va a la playa (0.1 puntos).
>
> A (0.5 puntos): normotensa (0.1 puntos), normopeso (0.1 puntos), hábitos alimentarios correctos (0.1 puntos), sedentaria (0.1 puntos), no hábitos tóxicos (0.1 puntos), no es necesario administrar vacuna Td (0.1 puntos).
>
> P (0.5 puntos): recomiendo protección solar (0.2 puntos), cómo curarse el dedo (0.1 puntos) y realizar ejercicio físico con las amigas, etc. (0.2 puntos).

Consideraciones finales

El PE es una buena herramienta para utilizar en simulación en la asignatura de Enfermería comunitaria. El historial clínico nos permite que los alumnos adquieran competencias en su manejo e interpretación y para complementar los datos del caso.

Tener claros los objetivos de aprendizaje facilitará la implementación de la simulación. Una vez definidos los objetivos, es necesario desgranar las actividades que componen la actuación que el alumno deberá realizar en el escenario en forma de ítems. La puntuación de cada ítem debe ser consensuada con el equipo de simulación.

Para redactar el guion para el PE, a través del desglose de las intervenciones que los alumnos deben completar en el escenario, se detallarán en unidades básicas de información que resulten claras y sencillas.

El tiempo y los recursos disponibles afectarán al tipo de simulación, pero nunca deben ser un freno para poder implementarla.

Bibliografía

1. Sociedad Española de Medicina de Familia y Comunitaria (2022). Programa de Actividades Preventivas y de Promoción de la Salud-PAPPS. Aten Primaria, 54 (suplemento 1): 1-120.

2. Camarelles Guillem F (2018). Los retos de la prevención y promoción de la salud, y los del PAPPS. Aten Primaria, 50 (suplemento 1): 1-2.

3. Lianov L, Johnson M (2010). Physician competencies for prescribing lifestyle medicine. JAMA, 304 (2): 202-203.

4. Ministerio de Sanidad, Consumo y Bienestar Social (2018). Encuesta Nacional de Salud. España 2017. Madrid: Ministerio de Sanidad, Consumo y Bienestar Social.

5. INACSL Standards Committee (2016). INACSL standards of best practice: Simulation^SM Simulation glossary. Clinical Simulation in Nursing, 12: S39-S47.

6. Ma J, Lee Y, Kang J (2023). Standardized Patient Simulation for More Effective Undergraduate Nursing Education: A Systematic Review and Meta-Analysis. Clinical Simulation in Nursing, 74: 19-37.

7. Bozkurt SA, Samia R, Gazarian PK (2023). Using Standardized Patient Simulation in Undergraduate Nursing Education: A Scoping Review. Clinical Simulation in Nursing, 74: 3-18.

8. Raurell-Torreda M, Romero-Collado A, Bonmatí-Tomas A, Olivet-Pujol J, Baltasar-Bagué A, Solà-Pola M, Mateu-Figueras G (2018). Objective structured clinical examination: An assessment method for academic-practice partnerships. Clinical Simulation in Nursing, 19: 8-16.

9. García-Estañ López J (2013). Prueba Nacional de Evaluación de Competencias Clínicas de la Conferencia Nacional de Decanos de Facultades de Medicina de España. FEM, 16: S59-S52.

10. Ramos JM, Martínez-Mayoral MA, Sánchez-Ferrer F, Morales J, Sempere T, Belinchón I et al. (2019). Análisis de la prueba de evaluación clínica objetiva estructurada (ECOE) de sexto curso en la Facultad de Medicina de la Universidad Miguel Hernández de Elche. Educ Med, 20 (S1): 29-36.

11. Romero-Collado A, Baltasar-Bagué A, Puigvert-Viu N, Rascón-Hernán C, Homs-Romero E (2020). Using simulation and electronic health records to train nursing students in prevention and health promotion interventions. Nurse Educ Today, 89: 104384.

12. Romero-Collado A, Puigvert-Viu N, Baltasar-Bagué A, García-Vega EM, Rascón-Hernán C (2020). Competencias de estudiantes de enfermería relacionadas con vacunación, actividades preventivas y promoción de la salud con un paciente estandarizado. Revista ROL de Enferm, 43 (10): 25-29.

13. Brennan BA (2021). Prebriefing in Healthcare Simulation: A Concept Analysis. Clinical Simulation in Nursing, 56: 155-162.

14. Keiser M, Turkelson C (2017). Using students as standardized patients: development, implementation, and evaluation of a standardized patient training program. Clin Simul Nurs, 13: 321-330.

15. Andrea J, Kotowski P (2017). Using standardized patients in an undergraduate nursing health assessment class. Clin Simul Nurs, 13: 309-313.

16. Mollart L, Newell R, Geale SK, Noble D, Norton C, O'brien AP (2020). Introduction of patient electronic medical records (EMR) into undergraduate nursing education: An integrated literature review. Nurse Educ Today, 94: 104517. Doi: 10.1016/j.nedt.2020.104517.

17. Elliott K, Marks-Maran D, Bach R (2018). Teaching student nurses how to use electronic patient records through simulation: A case study. Nurse Educ Pract, 30: 7-12. Doi: 10.1016/j.nepr.2018.02.003.

5.4. Modelo de diseño práctico de casos de simulación. Uso de la Parrilla GRISANE

José Antonio Sarria-Guerrero (Facultad de Enfermería, Universidad de Barcelona)
Mònica Negredo Esteban (Institut Bonanova-Parc Salud Mar)

Introducción

El diseño estratégico de la simulación clínica promueve aprendizajes a través de estructuras, procesos y resultados esenciales y coherentes con las metas programadas (objetivos de aprendizaje) y con la misión u objetivos estratégicos de los centros de aprendizaje donde se practiquen: universidad,[18] institutos, instituciones, hospitales, centros de salud, centros de simulación u otros entornos formativos donde sea necesario su desarrollo.

Diseñar simulaciones efectivas en el contexto de la atención sanitaria facilita unos resultados consistentes y fortalece el valor general de la experiencia basada en la simulación en todos los entornos clínicos y de aprendizaje. Todas las experiencias basadas en la simulación requieren una planificación cuidadosa y sistemática, pero, a la vez, flexible y cíclica. Para lograr los resultados esperados, el diseño y el desarrollo de las simulaciones han de ser cuidadosos, consensuados y se les ha de prestar una especial atención; por otra parte, este diseño debe incluir criterios que faciliten la efectividad de las experiencias basadas en estas simulaciones.

Las posibles consecuencias de no seguir este estándar pueden incluir una evaluación ineficaz de los participantes y la incapacidad de estos para cumplir los objetivos fijados o lograr los resultados esperados. Además, no seguir este estándar puede resultar en una utilización subóptima o ineficiente de los recursos al diseñar actividades de simulación.[1, 2, 3]

Criterios para cumplir con el estándar según la International Nursing Asociation for Clinical Simulation and Learning (INACSL)

1. Establezca una evaluación de las necesidades para proporcionar evidencia clara sobre si se necesita realizar una simulación.
2. Piense y acuerde unos objetivos alcanzables y medibles.
3. Estructure el formato de la simulación según el propósito (objetivos), la teoría y la modalidad de la simulación.
4. Diseñe un escenario o caso para proporcionar el contexto real para la experiencia basada en simulación.
5. Utilice varios tipos de fidelidad para crear la percepción de realismo requerida.
6. Mantenga un enfoque de facilitación centrado en el participante e impulsado por los objetivos, el conocimiento o el nivel de experiencia de los participantes y los resultados esperados.
7. Comience las experiencias basadas en simulación con una sesión informativa previa.
8. Siga las experiencias basadas en simulación con una sesión informativa y/o de retroalimentación (*debriefing*).
9. Incluya una evaluación de los participantes, los facilitadores, la experiencia basada en la simulación, las instalaciones y el equipo de apoyo (docentes, actores, técnicos, expertos, etc.).
10. Proporcione materiales y recursos de preparación para promover la capacidad de los participantes para cumplir los objetivos y lograr los resultados esperados en la simulación.
11. Realice un testeo o prueba piloto de la simulación antes de su implementación completa.[1, 2, 3, 10]

Requerimientos para diseñar un escenario o caso para proporcionar el contexto para la simulación

Los requerimientos incluyen utilizar un proceso de diseño para crear el escenario / caso que asegure calidad y validez del contenido y respalde los objetivos y los resultados esperados.

Diseñar el escenario o caso debe incluir:
Una situación y un trasfondo que proporcionen un punto de partida realista a partir del cual comience la actividad (escenario). La imagen completa de este contexto puede facilitarse verbalmente a los participantes, entregarse en forma de historia clínica del paciente o revelarse verbalmente a medida que el participante la solicite mediante una progresión-exploración previa del caso.

Ha de cumplir con una auténtica progresión / evolución clínica, con señales para proporcionar un marco para el avance del caso o escenario clínico en respuesta a las acciones de los participantes. Se ha de incluir también la estandarización de señales para guiar a los participantes.

Las señales deben vincularse a medidas de desempeño (acciones de los participantes en el escenario) y usarse para reenfocar a estos últimos cuando se desvíen de los objetivos previstos. Las señales deben mostrarse a los participantes de diversas maneras, incluso verbalmente (por ejemplo, a través del paciente, el facilitador o el participante integrado), visualmente (por ejemplo, a través de cambios en los signos vitales en un monitor), a través de datos adicionales (como nuevos datos de laboratorio, resultados, etc.). (Véase Norma INACSL: Facilitación.)

Se tienen que fijar plazos temporales para facilitar la progresión del escenario y garantizar que exista un tiempo razonable para alcanzar los objetivos.

Se debería incluir un guion del escenario o caso que se desarrolle para lograr la coherencia y estandarización necesarias para posibilitar la repetibilidad y aumentar la confiabilidad del escenario.

La variación del diseño planificado puede incluir distracciones que podrían interferir con los objetivos y afectar a la validez y/o confiabilidad del escenario o caso.

Es necesario identificar las acciones críticas o medidas que se va desarrollando el caso, todas aquellas que se requieran para evaluar el logro de los objetivos del escenario. Cada medida debe basarse en evidencia (hay que incluirlas en el diseño del caso). Asimismo, se deben utilizar expertos en la materia para fortalecer la validez del escenario de simulación y las medidas críticas de desempeño.[1, 2, 3, 4, 14]

Plantillas de diseño

Existen distintas plantillas de diseño a disposición de los instructores o facilitadores en simulación clínica. Presentan un diseño estandarizado según el mismo proceso de diseño de los casos / escenarios de simulación. A continuación, presentamos una plantilla que ha sido trabajada y perfeccionada por los autores, y testeada por el grupo de investigación en simulación GRISCA. Sin embargo, si se desea trabajar con otras, se pueden consultar las referencias bibliográficas que se encuentran al final de este capítulo.[1, 2, 3]

1. Datos básicos

Título del caso:	Fecha:
Curso y titulación de los alumnos / profesionales y especialidad:	Asignatura/s:
Tiempo estimado TOTAL: Tiempo estimado por fases: • *Prebriefing*: • Caso: • *Debriefing*:	Recursos humanos:
Resumen del caso o historia clínica del paciente:	

Requisitos previos del alumno necesarios para la realización de la simulación: *conocimientos, guías o protocolos y actividades requeridas para la simulación (por ejemplo, actividades previas, simulación por ordenador, lectura, test, gamificación, etc.).*

2. Resultados de aprendizaje / Indicadores de cumplimiento

1	
2	
3	

GUION

Desarrollo completo del caso / situación, con parámetros monitor si es necesario.

Historia clínica:

Unidad / servicio:	Fecha y hora actual:
Nombre y apellidos: Familiar de contacto: Nombre: Teléfono:	Descripción del paciente: Género:　　　　　Edad: Altura:　　　　　Peso: Ocupación:　　　　Religión:
Admisión: Fecha: Procedencia: Forma de traslado:	Antecedentes de interés y *fecha de diagnóstico (medico, quirúrgicos y sociales)*
Alergias: SÍ / NO. Si afirmativo (especificar):	
Motivo de consulta: inicio y evolución sintomatología, tratamiento administrado previo.	
Diagnóstico médico principal:	
Diagnóstico de enfermería primario:	
Evolución del paciente hasta la fecha actual:	
Resultado pruebas diagnósticas:	Tratamiento actual:
Otra información de interés:	

3. Información para los participantes

4. Escribir la información de inicio de caso, que recibirá el alumno en el *prebriefing*.

Resultados de aprendizaje	Tiempo y evento	Elementos a introducir (monitor, voz paciente, actor...)	Estándar de práctica rendimiento ideal & indicadores cumplimiento esperados en el alumno	Rendimiento observado
1				
2				
3				
4				

Entorno simulado: *descripción detallada del entorno físico que se quiere simular, incluyendo recursos y aparatos*

Simulador necesario: *indicar el tipo de simulador, características clínicas y atrezo necesario*

Actores: *descripción detallada de las características físicas requeridas*

RR. HH.: *instructores, facilitadores*

Checklist equipamiento y material fungible y no fungible:

Checklist fármacos:

Checklist documentación necesaria y resultados análisis y pruebas diagnósticas: *especificar formato*

5. Evolución del escenario por eventos

Escribir cómo evolucionará el caso hasta el momento en que el caso finalice, incluyendo la fidelidad emocional. Esta información solo estará a disposición de los instructores / facilitadores y actores.

DEBRIEFING

Añadir cualquier información que pueda servir de guía para el instructor sobre qué aspectos se deben comentar en el debriefing: objetivos del caso, puntos críticos, errores comunes, momentos para pedir ayuda, etc.

PREPARACIÓN DEL ESCENARIO

En el caso que sea una simulación con finalidad evaluativa, adjunta la rúbrica o *checklist* utilizado.

6. Evaluación de los resultados de aprendizaje o indicadores de cumplimiento

7. *CHECKLIST* (Lista de verificación del caso)
Utilizar esta lista el día de la preparación de la simulación.   **Fecha**

El caso está definido de acuerdo con los objetivos planteados	
Se han definido los instrumentos de evaluación	
Se ha designado al responsable de la simulación	
Se ha revisado conjuntamente la metodología y el caso entre los profesores implicados	
Se han reservado los espacios disponibles	
Se han seleccionado los participantes	
Se han coordinado los profesores con el técnico de simulación (caso, tiempo, escenario, atrezo, etc.)	
Se ha comprobado el buen estado y funcionamiento del laboratorio de simulación y del sistema audiovisual	
Se ha preparado el escenario para simular el entorno físico requerido	
Se ha dispuesto el equipamiento, fármacos y material fungible y no fungible necesarios en el laboratorio	

Se han hecho pruebas de funcionamiento del equipamiento	
Se ha seleccionado e instruido a los actores	
Se ha ensayado el caso	
Se ha informado a todos los participantes, si procede, sobre el día y hora, caso, objetivos, sistema de evaluación y lugar de la sesión de simulación	

	PACIENTE y/o ACTOR (familiar, profesional, otros)
¿Cómo entra el participante en el escenario? ¿Cómo se inicia el caso?	
¿Cuál es la situación inicial del caso?	
¿Cómo evoluciona el caso?	
¿Cómo acaba el caso? (Se han de mantener en el papel)	

FINALIZACIÓN CASO: «Soy.., la instructora. El caso está cerrado, se quedará la enfermera María para seguir cuidando del paciente».

ANEXOS

1. GUION PARA LOS ACTORES: *si hay actores implicados, uno por actor*
(*Evidencia científica / antecedentes / relación con la asignatura que lo justifica*)

Bibliografía

1. INACSL (2016). Standards of Best Practice: Simulation SM Outcomes and Objectives. Clinical Simulation in Nursing, diciembre, 12: S13-S15. Doi: 10.1016/j.ecns.2016.09.006.

2. INACSL (2016). Standards of Best Practice: Simulation SM Participant Evaluation. Clinical Simulation in Nursing, diciembre, 12: S26-S29. Doi: 10.1016/j.ecns.2016.09.009.

3. INACSL (2016). Standards of Best Practice: Simulation SM Simulation Design. Clinical Simulation in Nursing, diciembre, 12: S5-S12. Doi: 10.1016/j.ecns.2016.09.005.

4. INACSL (2016). Standards of Best Practice: Simulation SM Simulation Glossary. Clinical Simulation in Nursing, diciembre, 12: S39-S47. Doi: 10.1016/j.ecns.2016.09.012.

5. Cohen DA, Newman LR, Fishman LN (2017). Twelve tips on writing a discussion case that facilitates teaching and engages learners. Medical Teacher, 39 (2): 147-152, DOI: 10.1080/0142159X.2017.1266315; doi: 10.1080/0142159X.2017.1266315.

6. Gooding HC, Mann K, Armstrong E. (2017). Twelve tips for applying the science of learning to health professions education, Medical Teacher, 39 (1): 26-31. Doi: 10.1080/0142159X.2016.1231913.

7. Abellán Hervás MJ, Carnicer Fuentes IC, Castro Yuste C, Martínez Nieto JM, Moreno Corral LJ (2012). Manual de casos clínicos simulados. Cádiz: Universidad de Cádiz. Convocatoria de Innovación docente 2011-2012. www.hdl.handle.net/10498/14872.

8. Steinert Y, Mann K, Anderson B, Barnett BM, Centeno A, Naismith L, Prideaux D, Spencer J, Tullo E, Viggiano T, Ward H, Dolmans D (2016). A systematic review of faculty development initiatives designed to enhance teaching effectiveness: A 10-year update: BEME Guide No. 40, Medical Teacher, 38 (8): 769-786. Doi: 10.1080/0142159X.2016.1181851.

9. Curso para instrutores: la Simulación como Herramienta Docente (2016). Center for Medical Simulation / Hospital virtual Valdecilla. Edición curso 27-30 septiembre, 2016.

10. Karpa K, Pinto C, Possanza A *et al.* (2018). Stroke simulation activity: a standardized patient case for interprofessional student learning. MedEdPORTAL, 14: 10698. Doi: 10.15766/mep_23748265.10698.

11. Koivisto JM, Haavisto E, Niemi H, Haho P, Nylund S, Multisilta J (2018). Design principles for simulation games for learning clinical reasoning: A design-based research approach. Nurse Educ Today, 60: 114-120. Doi: 10.1016/j.nedt.2017.10.002.

12. O'Brien J, Hagler D, Thompson M (2015). Designing simulation scenarios to support performance assessment validity. The Journal of Continuing Education in Nursing, 46: 492-497.

13. Becker D *et al.* (2020). Finding Your Way With the INACSL Standards of Best Practice: Simulation^SM: Development of an Interactive Web-Based Guide and Roadmap. Clinical Simulation In Nursing, 3 de octubre.

14. Alegret N, Usart M, Valle A, de la Flor AR, Subirana L, Valero R (2023). Improvement of teamwork nontechnical skills through polytrauma simulation cases using the communication and teamwork skills (cats) assessment tool. Journal of surgical education, 80 (5): 706-713. Issn 1931-7204. Doi: 10.1016/j.jsurg.2023.02.010.

15. Raurell-Torredà M, Olivet-Pujol J, Romero-Collado À, Malagon-Aguilera MC, Patiño-Masó J., Baltasar-Bagué A (2015). Case-based learning and simulation: useful tools to enhance nurses' education? Nonrandomized controlled trial. Journal of nursing scholarship, 47 (1): 34-42. Issn 1527-6546. Doi: 10.1111/jnu.12113.

16. Okoro On, Devuyst-Miller SA, Macdonald DA, Montag-Schafer KG, Pereira CR, Schweiss SK, Yapel AM (2022). Integrating social determinants into pharmacotherapy courses: a case-based learning approach. Curr pharm teach learn, noviembre, 14 (11): 1438-1447. Doi: 10.1016/j.cptl.2022.09.023. Epub 23 de septiembre. Pmid: 36154989.

17. Chabrera C, Aldomà M, Bazo-Hernández L, Faro M, Farrés-Tarafa M, Gil-Mateu E, Gómez-Ibáñez R, Insa E, Medel D, Peñataro-Pintado E, Puiggrós-Binefa A, Rascón C, Sarria-Guerrero JA, Ricart M, Suris C, Fernández P, Rodríguez E (2024). The Use of Simulation in Nursing Education Programs: A Cross-Sectional Interuniversity Study. Nursing forum (Hillsdale), vol. 2024. ISSN 0029-6473. DOI 10.1155/2024/1091530.

TEMA 6

El *debriefing* en el aprendizaje en simulación

Montserrat Faro Basco (Universidad de Vic – Universidad Central de Catalunya)

Introducción

La simulación clínica como metodología docente se ha incorporado en los itinerarios formativos de estudiantes y profesionales de la salud, y se ha demostrado que resulta eficaz para el entreno de habilidades técnicas y no técnicas en un entorno seguro, sin riesgo para los usuarios ni para los profesionales. Las habilidades que se adquieren con esta metodología les permitirá aplicar los conocimientos adquiridos a las situaciones reales que se encontrarán en las prácticas clínicas. Uno de los elementos esenciales e imprescindibles de esta metodología es el *debriefing*. Decker *et al.*[1] afirman que las investigaciones existentes proporcionan evidencias de que el *debriefing* es el componente más importante de cualquier experiencia de aprendizaje basada en simulación. Este ha de ser planificado y dirigido por un facilitador (*debriefer*), que orientará la discusión desde la reflexión, centrándose en los objetivos de aprendizaje y en la aplicación de conocimientos.

Definición de *debriefing*

Son muchas las definiciones que existen de *debriefing*. Una de las más aceptadas es la de Fanning y Gaba,[2] que lo definen como una reflexión guiada por un tutor o facilitador con el objetivo de analizar, dar sentido y aprender de una experiencia vivida.

O'Donnell, Rodgers, Lee, Edelson, Haag y Hamilton[3] lo definen como una técnica para facilitar el análisis de una experiencia centrada en el alumno y no ofensiva, para ayudar a mejorar las actuaciones en la práctica a través de la reflexión.

Según Dreifuerst,[4] es el tiempo que estudiantes y profesores destinan a revisar y reflexionar para aprender de los hechos acaecidos en un escenario clínico de simulación.

Lusk y Fater[5] definen *debriefing* como el periodo de tiempo que se dedica al final de una simulación o de una experiencia de simulación clínica en la que los estudiantes exploran y reflexionan sobre la experiencia de aprendizaje.

Para Morse,[6] el *debriefing* es una experiencia de aprendizaje en la que el análisis reflexivo de la experiencia vivida se vincula con la teoría y los conocimientos previos, y se integra para poderla aplicar en experiencias futuras.

Maestre y Rudolph[7] lo definen como:

[...] conversación entre varias personas para revisar un evento real o simulado, en la que los participantes analizan sobre acciones y reflexionan sobre el papel de los procesos de pensamiento, las habilidades psicomotrices y los estados emocionales para mejorar o mantener su rendimiento en el futuro (p. 282).

Todas las definiciones toman como base la existencia de una experiencia sobre la que se reflexiona, analizando los hechos acaecidos y el proceso de pensamiento que ha guiado la acción y la toma de decisiones durante la simulación (qué se ha hecho, cómo se ha hecho y si se podría haber hecho de otra manera), para poder aplicar los resultados obtenidos a situaciones futuras.

En las investigaciones de todos estos autores,[2-7] se destaca que el *debriefing* es la parte más importante en el proceso de aprendizaje basado en la simulación en ciencias de la salud.

Estilos y modelos de *debriefing*

Existen diferentes modelos de *debriefing*, no excluyentes, y más o menos estructurados, que ofrecen a los participantes la oportunidad de explorar las acciones que se han llevado a cabo, analizando los conocimientos, las habilidades (técnicas y no técnicas) y los modelos mentales que han conducido a actuar de una manera y no de otra en función de los objetivos de la sesión. La finalidad del *debriefing* en simulación consiste en estructurar y orientar la reflexión para promover una cultura positiva. Existen diferentes modelos de *debriefing*, no excluyentes, y más o menos estructurados, que ofrecen a los participantes la oportunidad de explorar las acciones que se han llevado a cabo, analizando los conocimientos, las habilidades (técnicas y no técnicas) y los modelos mentales que han conducido a actuar de una manera y no de otra en función de los objetivos de la sesión. La finalidad del *debriefing* en simulación consiste en estructurar y orientar la reflexión para promover una cultura positiva.[8-9]

Diferentes autores[10-13] describen un modelo de *debriefing* estructurado, por lo general, en tres fases (reacción, análisis y generalización), desde las que se han propuesto distintos marcos o modelos de *debriefing*. El modelo que presentan estos autores se caracteriza por una primera fase en la que se introduce a los participantes en la reflexión, identificando los hechos de la experiencia y el impacto que estos les han provocado. Una segunda fase, que tiene como objetivo analizar en profundidad los hechos que han acaecido, y una tercera fase, que identifica las impresiones y visiones de los participantes individualmente y en conjunto.

El *debriefing* debe seguir una estructura con una fase inicial de reacciones, seguida por una fase de análisis en profundidad y una fase final, que consiste en un resumen de todo lo que se ha debatido (Tabla 6.1).

Tabla 6.1

Fases del *debriefing*
Reacciones
Expresar emociones
Revisar los hechos
Establecer el escenario para abordar los objetivos de aprendizaje
Comprensión
Explorar qué ha pasado
Descubrir los modelos mentales que han inducido a actuar de una manera determinada
Aplicar el buen criterio para comprender qué ha pasado y adquirir nuevos conocimientos y habilidades
Transferir lo que se ha aprendido a situaciones reales
Resumen
Revisar lo que se ha aprendido
Discutir qué se llevan y qué han aprendido para aplicarlo en situaciones futuras.

Expertos en educación médica basada en simulación han desarrollado y perfeccionado un modelo de *debriefing* que describen a partir de tres fases: reacción, análisis y resumen / generalización.[13]

Gardner[10] las explica de la siguiente manera:

Fase 1. Reacción

Tiene lugar inmediatamente después de finalizar la simulación, cuando los participantes se reúnen para realizar el *debriefing*. Es un momento dominado por las emociones, que hay que poder expresar. Es responsabilidad del *debriefer* crear un entorno de confianza y seguridad que permita a los participantes expresar lo que sienten. A medida que estos hablan, el *debriefer* explica lo que más les preocupa sobre lo que ha ocurrido durante la simulación. Es en esta fase cuando se eligen los puntos a tratar en el *debriefing*, basándose en los objetivos de aprendizaje y las acciones llevadas a cabo por los participantes.

En el transcurso de la conversación, el *debriefer* puede ir abordando las inquietudes expresadas y relacionarlas con los objetivos de aprendizaje de la sesión. En algunas ocasiones, las preocupaciones expresadas no están relacionadas con los objetivos, pero si estas son lo bastante fuertes, hay que abordarlas. Cuando durante la simulación se suceden situaciones que comprometen la seguridad del enfermo, hay que tratarlas, aunque se alejen de los objetivos de aprendizaje iniciales. En ningún caso debe permitirse que la experiencia se viva de un modo negativo. Si un participante o más se siente mal por cómo ha actuado, hay que hablar hasta que la experiencia se convierta en un aprendizaje, es decir, el entorno en el que han realizado la acción permite equivocarse, es un lugar seguro para ello y para poder aprender del error. A este proceso se le denomina «normalización». Hay que asegurarse de que todo el mundo haya entendido lo que ha pasado en la simulación y normalizar las reacciones. Esta revisión de los hechos ayuda a preparar la siguiente fase.

Fase 2. Análisis/comprensión

Se trata de una fase de observación y análisis en la que el *debriefer* debe hacer emerger qué ha sucedido desde la perspectiva de los participantes. Durante esta fase, la función del *debriefer* consiste en explorar y descubrir los modelos mentales que han llevado a los participantes a actuar de una determinada manera. ¿Cuáles son los supuestos, emociones, metas, conocimientos y conciencia de situación, que han contribuido a los resultados obtenidos (deseados y no deseados, esperados y no esperados beneficiosos, perjudiciales y favorables y desfavorables)?

Hay que observar a cada participante y el rendimiento del equipo para identificar qué los ha llevado a actuar de una forma determinada, siempre hablando en primera persona: «He visto que...», «He observado...», «Estoy satisfecho porque... », «Me preocupa...». Plantear las observaciones desde esta perspectiva le permite al *debriefer*, desde la curiosidad y el respeto, rehuir de lo que piensa y cree para intentar concretar las observaciones desde la perspectiva del «yo», tratar entender qué estaba pensando el participante en el momento en que actuó como lo hizo: «Me pregunto...», «¿Cómo lo ves tú?...», «He observado que...», «¿Qué pensabas en ese momento?», «Me preocupa...».

El *debriefer* expone su punto de vista e invita a los participantes a manifestar los suyos y a opinar sobre los de él. A medida que la conversación avanza y surgen las dificultades observadas, el *debriefer* va guiando la discusión hacia los objetivos de aprendizaje, ayudando a los participantes a obtener una nueva perspectiva, comprensión y adquisición de habilidades que le llevan a encontrar la respuesta (con expresiones como: «Quisiera hablar con vosotros de a, b, c,... ¿os parece bien?»). Se pueden discutir y extrapolar habilidades de procedimiento o conductas específicas en situaciones reales comparables, preguntando si han vivido situaciones similares en experiencias clínicas previas.

Esta fase se cierra generalizando y transfiriendo lo aprendido a otras situaciones reales, haciendo énfasis en la seguridad del enfermo y la experiencia en la práctica clínica.

Fase 3. Resumen/generalización

Sirve para revisar lo que se ha aprendido. El *debriefer* pide a los participantes que compartan lo que se ha hecho bien y lo que creían que se había hecho bien durante la simulación. Por último, el *debriefer* pregunta a cada participante cómo actuará de modo distinto en una situación futura real basándose en lo que ha aprendido.

Un *debriefing* para cada zona

Haciendo referencia al capítulo anterior, donde se explicaban las diferentes zonas docentes de la simulación, se procede a describir un *debriefing* para la simulación en cada una de las zonas.[14]

En la zona 0, donde el objetivo es entrenar habilidades técnicas, no es necesario realizar un *debriefing* posterior. El instructor, que se encuentra junto al participante, debe proporcionarle un *feedback* simultáneo de cómo se realiza la técnica.

En la zona 1, donde el objetivo es entrenar habilidades técnicas, pero en un contexto clínico, el instructor puede situarse en la sala, junto con el participante, y utilizar el «principio de la pausa». Este consiste en detener la secuencia del escenario en un momento determinado, que puede haberse diseñado previamente o no, y hacer preguntas con la finalidad de guiar a los participantes en su práctica, como, por ejemplo: «¿Cuál es el principal problema que tiene este usuario?», «¿Cuáles son las prioridades en este caso?», «¿Qué harás a continuación?». Después, se puede realizar un *debriefing* para reflexionar sobre qué han hecho y cómo lo han hecho.

En la zona 2, donde el objetivo es entrenar procesos de forma sistemática integrados en un caso clínico, el facilitador debe situarse fuera de la sala para trabajar durante el *debriefing* sobre cómo ha ido. Una herramienta muy útil para analizar lo que ha pasado es el plus/delta, que consiste en anotar en la columna del plus todo lo que se repetiría en caso de revivir de nuevo el escenario, y en la columna del delta, aquello modificable.

Por último, en la zona 3, donde la finalidad es entrenar el manejo en situaciones de crisis (CRM), trabajo en equipo, liderazgo y errores debidos a factores humanos, en el *debriefing* se va a mantener una buena conversación sobre por qué se han hecho las cosas de una determinada manera. El *debriefer* mantendrá siempre una mirada de curiosidad hacia los participantes y se formularán preguntas tal y como se ha definido en la tabla 6.1.

Factores facilitadores del *debriefing*

Son varios los factores que facilitan un *debriefing* efectivo.[2, 12, 15] Estos se pueden resumir en los siguientes puntos:

1. Crear un ambiente agradable y amable. Disponer de un espacio privado donde se pueda llevar a cabo una discusión abierta permite la creación de un entorno de confianza y seguro que favorece el aprendizaje. Se debe poder hablar con libertad de las dificultades observadas, en un entorno seguro y respetándose mutuamente.
2. Reconocer la valía de cada participante y la importancia de sus contribuciones personales a partir del análisis y la reflexión del trabajo en equipo, centrado siempre en los objetivos de aprendizaje. Cabe señalar los principios subyacentes que han conducido a cometer errores, facilitando la autorreflexión, señalando las partes buenas (refuerzos positivos) y haciendo hincapié en que todo el mundo comete errores, y más en situaciones estresantes como las simulaciones, incluido el *debriefer*.

   Hay que evitar sobre todo hacer preguntas cerradas, críticas destructivas, concentrarse solo en los errores, culpando y ridiculizando a los participantes, o focalizarse mucho en los aspectos médicos en vez de en aquellos relacionados con la gestión de crisis.

3. Garantizar la confidencialidad de todo lo que se trate en el *debriefing*. Si no se dirige bien una sesión de *debriefing*, la simulación puede suponer una experiencia negativa para los participantes, haciendo que genere el resultado contrario al esperado, es decir, que los participantes no aprendan.

Los participantes del *debriefing*

Todas las personas que intervengan en la simulación deben participar en el *debriefing*. Esto incluye:

a. El *debriefer*: debe estar capacitado para dirigir el *debriefing* y debe observar cuidadosamente el desarrollo de todo el escenario.[16] Se debe haber formado para disponer de las habilidades relacionadas con la dirección de una sesión de *debriefing*. El emparejamiento con *debriefers* expertos cuando uno es novato y el uso de herramientas de apoyo son de utilidad para la conducción de un *debriefing* con éxito.

    Según Fanning y Gaba,[2] cuando el *debriefer* se posiciona más como un coaprendiz que como una autoridad o un experto, se consigue más fácilmente el aprendizaje. El objetivo es guiar y dirigir, no impartir una clase magistral.

b. Los alumnos o profesionales que han participado en la simulación asumen un rol activo, ya que se les exige que sean capaces de analizar de manera crítica las acciones que se han llevado a cabo, acertadas o no, para contribuir activamente en el proceso de aprendizaje. Hay que tener en cuenta que saberse observado por el *debriefer* y/o por los compañeros puede hacer que el grupo que realiza la simulación se sienta intimidado.

c. Los confederados y actores. Solo intervendrán si el *debriefer* los invita a hacerlo.

d. Los observadores. En ciertas ocasiones, hay compañeros de aprendizaje que observan el escenario desde un lugar próximo, en tiempo real, a través de una transmisión de vídeo y audio. A menudo se les atribuye un rol activo, ya que se les proporciona un papel que deben cumplimentar durante el escenario y el *debriefing*. Con ello se pretende que den su opinión como observadores cuando lo solicita el *debriefer* o los participantes. Si no es así, queda registrado en el papel.

Cómo dirigir un *debriefing*

El *debriefer* es uno de los elementos estructurales clave para el aprendizaje de los alumnos. Es la persona que ha de guiar y acompañar a los participantes durante el análisis y exploración de las acciones y de los modelos mentales utilizados en la toma de decisiones durante la simulación.[16] Ha de ser muy hábil para implicar a los participantes en la búsqueda de soluciones prácticas basadas en la evidencia para fomentar el desarrollo de habilidades y el juicio y razonamiento clínico para la comprensión y consecución de los objetivos de aprendizaje.[17]

    Aprender sin una correcta orientación puede llevar al alumno a trasladar a la práctica un error sin darse cuenta de ello, que es una mala práctica, a repetir el error, a centrarse solo en lo negativo o a desarrollar fijaciones.[16]

    El *debriefer* es, pues, quien orienta la discusión desde la reflexión, centrándose en los objetivos de aprendizaje y en la aplicación de los conocimientos. Según Decker,[15] los *debriefer*, a quienes llama facilitadores, deben ser personas competentes en la conducción de *debriefing*, disponer de habilidades para diagnosticar las necesidades de aprendizaje, gestionar procesos grupales y estructurar la sesión de *debriefing* de acuerdo con lo acontecido durante el escenario y para facilitar la discusión reflexiva. Para conseguir estas habilidades se requiere de una formación específica.

El *debriefer* debe posicionarse como un miembro más del grupo, ya que no tiene como objetivo impartir una clase ni una conferencia, sino que debe ayudar a los participantes a analizar, sintetizar y evaluar problemas para poder extrapolar lo aprendido a situaciones futuras, y debe hacerlo a través de preguntas abiertas, refuerzos positivos, ayudas cognitivas y capacidades audiovisuales.[2] Este posicionamiento del *debriefer* amplía el rol de los participantes, que pasan a ser agentes activos en el proceso, pues se les exige que analicen de un modo crítico las acciones llevadas a cabo, tanto las que se han hecho bien como las que se han hecho mal, por qué se ha actuado así y si hay otras formas de hacerlo. De esta manera, los participantes contribuyen de manera activa en su proceso de aprendizaje.[2]

El *debriefer* debe estar entrenado en técnicas de comunicación que le permitan conducir el proceso de manera que los alumnos no adopten una actitud defensiva, pues esto dificultaría que participaran en el debate.[18] La gestualidad y las expresiones faciales que demuestran interés por los participantes ayudan a promover la discusión y el aprendizaje reflexivo, mientras que el lenguaje corporal negativo y algunas expresiones faciales pueden convertirse en una barrera.[18]

De acuerdo con los estándares para las mejores prácticas en simulación descritos por la Clinical Simulation in Nursing,[17] para conducir el *debriefing*, el *debriefer* debe:

1. Comunicar con claridad los objetivos y los resultados esperados a los participantes. El nivel de detalle de los objetivos y los resultados esperados se comunicará de acuerdo con los objetivos de aprendizaje del ESC durante el *briefing*.
2. Crear un entorno de aprendizaje seguro. Los participantes deben sentir que el entorno simulado es un entorno de aprendizaje seguro, que fomenta el aprendizaje activo y la reflexión, y apoya la práctica repetitiva. Hay que conseguir un ambiente de aprendizaje seguro psicológicamente, sin miedos ni consecuencias negativas para ellos ni para su entorno.
3. Promover y mantener la fidelidad. La simulación se desarrolla con el nivel de fidelidad necesario para alcanzar los resultados esperados, por lo que el entorno simulado debe replicar el entorno real con la máxima fidelidad posible. El *debriefer* debe demostrar conocimientos actualizados relacionados con la simulación como metodología de enseñanza-aprendizaje, el diseño de ESC, la tecnología y el contenido del escenario.
4. Utilizar técnicas y métodos adecuados para el nivel de aprendizaje y experiencia de los participantes. El facilitador, al diseñar el ESC, debe tener en cuenta el nivel de aprendizaje, la experiencia y la competencia de los participantes.
5. Analizar y evaluar la adquisición de conocimientos, habilidades, actitudes y comportamientos. Se recomienda el uso de instrumentos fiables y validados para el análisis y la evaluación siempre que sea posible. El *debriefer* debe conocer las mejores prácticas para identificar vacíos de conocimientos y habilidades.
6. Mostrar un modelo de integridad profesional. Es imprescindible que el *debriefer* tenga un comportamiento profesional y ético en el entorno simulado para no influir en los resultados de los participantes. El *debriefer* debe ser flexible e ingenioso, positivo, entusiasta, motivador, generador de tranquilidad y confianza, bien organizado, preparado, responsable, clínicamente competente, capaz de compartir la experiencia con buen juicio, consciente de los problemas relacionados con el cuidado de poblaciones diversas, conocedor de la diversidad entre los participantes y sensible a las cuestiones éticas relacionadas con la experiencia basada en simulación.
7. Fomentar el aprendizaje proporcionando el apoyo adecuado durante todo el ESC, desde la preparación hasta la reflexión. El *debriefer* debe apoyar a los participantes durante todo

el ESC, defendiendo la simulación como una metodología de enseñanza-aprendizaje que permite el desarrollo profesional y docente, y haciendo de mentor de otros profesores de simulación.

8. Establecer y obtener datos de evaluación en relación con la efectividad del *debriefer* y la experiencia de la simulación. El *debriefer* es responsable de la evaluación de todos los aspectos del ESC. Utilizando siempre el pensamiento reflexivo, tiene que hacer ajustes en el ESC, basados en los datos de evaluación, recopilados tanto por otros facilitadores como por los participantes.

9. Proporcionar continuamente un *feedback* constructivo a los participantes. El *feedback* debe ser siempre constructivo para fomentar la autoevaluación y la reflexión de los participantes y la evaluación entre pares. En el análisis de la simulación es necesario proporcionar siempre comentarios significativos que permitan a los participantes mejorar su práctica, utilizando siempre los objetivos y los resultados esperados como marco de referencia para el análisis de las acciones que se han llevado a cabo.

El *debriefing* es una oportunidad única para aprender, que permite revisar lo que se ha hecho bien y lo que se puede mejorar.

Bibliografía

1. Decker S, Fey M, Sideras S, Caballero S, Boese T, Franklin AE, Borum J *et al.* (2013). Standards of Best Practice: Simulation Standard VI: The Debriefing Process. Clin Sim Nurs, 9 (6): e26-e29.

2. Fanning RM, Gaba DM (2007). The role of debriefing in simulation-based learning. Society for simulation in Healthcare, 2 (2): 115-125.

3. O'Donell J, Rodgers D, Lee W, Edelson D, Haag J, Hamilton M. (2009). Structured and supported debriefing. Dallas: American Heart Association.

4. Dreifuerst KT (2015). Getting started with debriefing for meaningful learning. Clin Simul Nurs, 11 (5): 268-275.

5. Lusk JM; Fater K (2013). Postsimulation debriefing to maximize clinical judgement development. Nurse Educator, 38 (1): 16-19.

6. Morse CJ (2012). Debriefing After Simulated Patient Experiences. En L Wilson, L Rockstraw. Human Simulation. For Nursing and Health Professions. Nueva York: Springer Publishing Company, pp. 58-68.

7. Maestre JM, Rudolph JW (2015). Teorías y estilos de debriefing: el método con buen juicio como herramienta de evaluación formativa en salud. Rev Esp Cardiol, 68 (4): 282-285.

8. Zigmont JJ, Kappus LJ, Sudikoff SN (2011). The 3D model of debriefing: defusing, discovering, and deepening. Semin Perinatol, 32: 52-58.

9. Dieckman P, Gaba D, Rall M (2007). Deeping the theoretical foundations of patient simulation as social practice. Simulation Healthc, 2: 183-193.

10. Gardner R (2013). Introduction to debriefing, Seminars in Peronatology, 37: 166-174.

11. Kolbe M, Grande B, Spahn DR (2015). Briefing and Debriefing during simulation-based training and beyond: Content, structure, attitude and setting. Best Practice & Research Clinical Anaesthesiology, 29: 87-96.

12. Lederman LC (1992). Debriefing: Toward a systematic assessment of theory and practice. Simulation and Gaming, 23 (2): 145-160. Doi: 10.1177/1046878192232003.

13. Rudolph JW, Simon R, Raemer DB, Eppich WJ (2008). Debriefing as Formative Assessment: Closing Performance Gaps in Medical Education. Acad Emerg Med, 15 (11): 1010-1016.

14. Roussin CJ, Weinstock P. (2017). SimZones: An Organizational Innovation for Simulation Programs and Centers. Acad Med, 92 (8): 1114-1120.

15. Raelin JA (2000). Work-based Learning: The New Frontier of Management Development. Nueva Jersey: Prentice Hall Inc.

16. Decker S, Fey M, Sideras S, Caballero S, Boese T, Franklin AE, Borum J *et al.* (2013). Standards of Best Practice: Simulation Standard VI: The Debriefing Process. Clin Sim Nurs, 9 (6): e26-e29.

17. Boese T, Cato M, Gonzalez L, Jones A, Kennedy K, Reese C, Borum JC *et al.* (2013). Standards of Best Practice: Simulation Standard V: Facilitator. Clin Simul Nurs 9 (6): S22-S25.

18. Oriot D, Alinier G (2018). Pocket Book for Simulation Debriefing in Healthcare. Cham: Springer International Publishing.

TEMA 7

Simulación con una finalidad evaluativa.
La Evaluación de Competencias Objetivas Estructuradas (ECOE)

Encarna Rodríguez Higueras (Universidad Internacional de Catalunya)
Carolina Chabrera Sanz (Tecnocampus – Universidad Pompeu Fabra)

Qué es una ECOE y para qué se utiliza

La ECOE se considera un sistema de evaluación de las competencias superior porque facilita la evaluación de una compleja serie de habilidades, conocimientos y actitudes mediante una observación objetiva (Beyer, Dreier, Kirschner & Hoffmann, 2016). Harden *et al.* (1999), creador de este proceso evaluativo, lo definió como una metodología destinada a valorar de manera objetiva, planificada y estructurada los componentes que configuran la competencia clínica.

Sus siglas se corresponden con las iniciales de los siguientes términos:

Evaluación. Ya que evalúa los elementos que constituyen la competencia que se espera de un profesional.

Clínica. Porque la prueba representa situaciones simuladas de la práctica de un profesional. En el caso de enfermería, por ejemplo, se buscan casos relacionados con atención primaria, atención hospitalaria, servicios de urgencias y sociosanitarios. Las situaciones y, sobre todo, los procedimientos deberían seleccionarse siguiendo criterios de prevalencia, relevancia clínica y programa docente.

Objetiva. Porque el listado evaluativo de las respuestas correctas de los casos está determinado con anterioridad por el comité de prueba en el que participan profesionales expertos, tanto asistenciales como docentes.

Estructurada. Porque el comité de la prueba valida la secuencia de las acciones que se van a llevar a cabo.

En inglés, estas siglas de conocen como OSCE (Objective Structured Competency Examination) u OSCA (Objective Structured Competency Assessment).

La ECOE se presenta como un instrumento más válido y fiable (Huang, Chao, Wang, Liu, Ni & Jane, 2017; McWilliam & Botwinski, 2012; Hamed, Jabbad, Saadah, Al Ahwal & Al-Sayes, 2018; Goh, Zhang, Lee, Wu & Wang, 2019) que otras formas tradicionales de evaluar los componentes clínicos de la profesión médica y enfermera. A su vez, es necesario planificar la prueba adecuadamente. Con ello, nos referimos a que la ECOE debería estar planificada en dos niveles: el primero, cómo se integra esta prueba en el currículum del grado de Enfermería. En la actualidad existe poca discusión pragmática, es decir, cómo las ECOE se han implementado en los planes de estudio (Henderson *et al.*, 2013; McWilliam & Botwinski, 2012; Solà, Pulpón, Morin, Sancho, Clèries & Fabrellas, 2017). Henderson y su equipo proponen cuatro etapas que hay que tener en cuenta en su implementación: oportunidad, organización, supervisión y resultados. Y en un segundo nivel, cómo se alinea a las competencias y resultados de aprendizaje en relación con las metodologías de aprendizaje y los sistemas de evaluación (Major, 2005; Kelly, Mitchell, Henderson, Jeffrey, Groves, Nulty,... & Knight, 2016; Taylor, Bing-Jonsson, Johansen, Levy-Malmberg & Fagerström, 2019).

La ECOE se considera un método adecuado para aproximar o interrelacionar la teoría con la práctica (Rushforth, 2007; Taylor, Bing-Jonsson, Johansen, Levy-Malmberg & Fagerström, 2019). Puede tener una orientación tanto formativa como evaluativa, o, a veces, ambas (Ha, 2016; Holzhausen, Maaz, März, Sehy & Peters, 2019; Obizoba, 2018). Incluso se incorpora al estudiante en el proceso evaluativo con la finalidad de que para él se convierta en otro proceso formativo más (Cushing, Abbott, Lothian, Hall & Westwood, 2011; Wikander & Bouchoucha, 2018; Lyngå, Masiello, Karlgren & Joelsson-Alm, 2019).

Se suele seleccionar como uno de los mejores métodos para valorar la adquisición de las competencias, porque incorpora todo un repertorio de elementos o instrumentos evaluativos, ya que cada competencia tiene componentes muy distintos que necesitan procedimientos diversos para ser evaluados correctamente (Poblete, 2008) y, como consecuencia, hay una variabilidad en los instrumentos de medida. Además, permite recrear entornos de aprendizaje estandarizados (reproducibles) para que todos los estudiantes tengan las mismas condiciones. Cabe decir que la recreación no tiene límites. Se puede representar una amplia variedad de situaciones clínicas, todas ellas en un entorno seguro, tanto para el alumnado como para el paciente.

Principalmente, las ECOE se usan para referirse a un conjunto de escenarios (llamados estaciones) que combinan estaciones cortas o largas para la evaluación, tanto de competencias clínicas como de habilidades transversales (sobre todo, capacidad para resolver problemas, toma de decisiones y pensamiento crítico). Según una revisión bibliográfica para conocer qué competencias se evalúan más a nivel mundial en una ECOE, se indica que, con mayor frecuencia, se verifican las habilidades, y dentro de estas, la competencia que más se valora es el manejo seguro de medicamentos. Otras competencias que suelen valorarse en gran medida son las habilidades comunicativas y la capacidad de autoevaluación del alumno (Beyer, Dreier, Kirschner & Hoffmann, 2016).

Otro aspecto interesante en la decisión de qué competencias valorar es establecer qué nivel competencial se pretende evaluar (Benbenek, Dierich, Wyman, Avery, Juve & Miller, 2016). Para ello, se debe disponer de indicadores definidos y claros para saber cómo vamos a medir el nivel del alumno. Se pueden utilizar tanto los *checklist* dicotómicos (ha hecho / no ha hecho) como los tipos escala Likert, que se emplean para evaluar la actuación del estudiante. Existe una gran diversidad de usos. Normalmente se emplean rúbricas de elaboración propia o validadas, como la de Gantt (2010), la de Lasater (2007) o la de Todd, Manz, Hawkins, Parsons & Hercinger (2008), entre otras. Se utilice el indicador que se utilice, es aconsejable siempre valorar la validez y fiabilidad de la ECOE desarrollada (Hamed *et al.*, 2018).

Las ECOE también pueden emplearse como triangulación a otras evaluaciones del alumno. Así, podemos encontrar su aplicación como un método más de evaluación para las notas de los prácticums de los alumnos (Raurell-Torredà *et al.*, 2017).

El número de estaciones oscila dependiendo del carácter de la prueba, que puede ser tanto sumativa como formativa. La primera depende de la fiabilidad de la prueba, así como de su validez predictiva y de constructo. Por lo tanto, debe tener un número alto de casos y, como consecuencia, el tiempo de los escenarios tiende a ser reducido (Blay, 2006), porque, de lo contrario, la totalidad de la prueba implicaría más de cinco horas.

El número de estudiantes que pueden realizar la prueba, las infraestructuras con las que cuenta la universidad y la organización necesaria para su correcta aplicación también son factores determinantes en el diseño de una OSCE (Obizoba, 2018). Un mayor número de estudiantes requerirá de una mayor cantidad de estaciones o del duplicado de estas, lo que resultará en un aumento de la organización necesaria, del espacio o de los días para realizarla (Solà *et al.*, 2017).

La evolución en el diseño de las OSCE depende del continuo cambio que se produce en la profesión, de los medios con los que cuente la universidad que la desarrolla y del *feedback* aportado, tanto por los profesionales implicados (profesorado, evaluadores, organizadores) como por los alumnos participantes (Solà-Pola *et al.*, 2020).

Diseño de una ECOE

La bibliografía identifica el modelo de Miller como un estándar para clasificar los instrumentos que se utilizan para medir las competencias en el ámbito de las ciencias de la salud (Miller, 1990). La ECOE es un sistema de evaluación del nivel III en el modelo de Miller (saber mostrar). El formato básico consiste en la rotación de los alumnos por un circuito de estaciones secuenciales (fase multiestaciones) denominado «rueda». En cada estación se presenta un caso clínico en el que el alumno debe aplicar diferentes conocimientos, habilidades y actitudes, para evaluar varios componentes competenciales simultáneamente. El caso se refiere al problema clínico, y la estación implica un conjunto específico de tareas que se está evaluando. Cada participante inicia su prueba en una estación distinta, pero todos empiezan al mismo tiempo, y las situaciones suelen tener la misma duración para que los alumnos salgan y entren a la vez de cada una de ellas. Existen posibles excepciones, ya que cabe la posibilidad de realizar estaciones dobles, donde el alumno deberá permanecer el doble de tiempo.

Las estaciones consisten en el encuentro con un enfermo simulado estandarizado (human pacient simulation, HPS), en la puesta en práctica de una técnica con un maniquí, en documentar la evolución del paciente por escrito en una historia clínica, en valorar un ECG, etc. Se pueden aplicar distintos grados de simulación en función del objetivo a conseguir, desde un *part-trainer* para evaluar una técnica concreta hasta un paciente estándar (PE) para la evaluación de la comunicación. Hay situaciones que tienen una segunda estación de registro, donde se pide al participante que redacte el plan de cuidados del enfermo simulado que ha visitado en la estación anterior. Un metaanálisis (Shin, Park & Kim, 2015) muestra la capacidad de la simulación de alta fidelidad para evaluar la actuación del estudiante y sus habilidades psicomotoras. De esta manera sería más óptimo diseñar escenarios con PE y HPS para valorar varios componentes competenciales de distintas competencias y menos escenarios que utilicen baja fidelidad y estaciones teóricas, porque se reduce la valoración de diferentes componentes.

La rueda admite tantos alumnos como escenarios tiene la prueba. Si hay que examinar a más alumnos, hay que repetir la rueda el mismo día o los días sucesivos, si es necesario, o realizar réplicas de la rueda simultáneamente, tantas como recursos físicos y humanos se dispongan. Esta cercanía de la réplica con respecto a la prueba sirve para mantener el máximo posible las condiciones de equidad, objetividad y confidencialidad de la prueba (Van der Vleuten, 1996).

A continuación, se describen los requisitos imprescindibles para el desarrollo de una ECOE. Existe mucha bibliografía al respecto, pero para que resulte más asequible, recomendamos la lectura de dos artículos. La parte I aborda los aspectos teóricos de la ECOE y explora su desarrollo histórico, su lugar dentro de la gama de herramientas de evaluación y sus aplicaciones centrales (Khan, Ramachandran, Gaunt & Pushkar, 2013). La parte II ofrece más información práctica sobre el proceso de implementación de una ECOE, incluida la orientación sobre el desarrollo de estaciones de ECOE, la elección de rúbricas de calificación, la capacitación de examinadores y pacientes estandarizados y la gestión de procesos de garantía de calidad (Khan, Gaunt, Ramachandran & Pushkar, 2013).

Hay que destacar la envergadura y el trabajo que supone llevar a cabo la ECOE; por ello, sería imprescindible el apoyo institucional y del máximo número de profesores, porque de esta manera todo resultará más fácil. Para que la prueba se lleve a cabo, destaca la figura del líder (quien cree firmemente en poderlo llevar a cabo), e implica a un número de personas necesarias para realizar una adecuada planificación, preparación y ejecución de la prueba. Si es posible, estas deberían pertenecer a especialidades o departamentos diferentes, por la ayuda que puedan aportar (otra mirada y otro tipo de contactos que enriquecerán el proceso).

Este conjunto de personas que formarán el equipo o comisión de la prueba deberán trabajar con regularidad para ir construyendo la ECOE. Asimismo, se necesitarán más personas para ir cumplimentando los diferentes roles que aparecen en su construcción y ejecución. Es posible que más de una persona desarrolle múltiples roles. Existe bibliografía que detalla los papeles de los participantes (Zabar, Kachur, Kalet, & Hanley, 2013).

Decidir dónde se ejecutará la ECOE es un paso importante. El lugar debería ser lo más parecido posible a la realidad. Según el número de alumnos a evaluar y los recursos de los que se disponga, se puede plantear utilizar otros sitios distintos a aquellos donde el alumno realiza la simulación. Igualmente, siempre que sea posible, un entorno conocido para el alumno ayudará a minimizar su ansiedad (Stunden, Halcomb & Jefferies, 2015).

Para empezar con el diseño de la ECOE, la comisión empecerá valorando, en primer lugar, las competencias que se van a medir, ya que toda la estructura gira en torno a ellas. A continuación, se realizará un listado de los posibles casos clínicos a representar en función del programa docente, la relevancia clínica y el nivel de dificultad que se busca en la prueba (Benbenek *et al.*, 2016).

Cada caso clínico de la ECOE se deberá diseñar para medir diferentes componentes competenciales de las competencias escogidas. De esta manera, al finalizar la prueba, se obtendrá un nivel de las competencias que ha adquirido el estudiante.

Para que la ECOE sea válida y fiable, se deben analizar sus propiedades psicométricas; sin embargo, si se tienen en cuenta ciertas características, pueden favorecer sus propiedades. Estas características son las siguientes:

a) Mayor número de estaciones supone una mayor fiabilidad (Huang *et al.*, 2017).
b) Utilizar pacientes estandarizados o maniquíes de alta fidelidad (Shin, Park & Kim, 2015).
c) Tener un máximo de 30 ítems de evaluación por caso clínico (Newble & Swanson, 1988; Khan *et al.*, 2013). Preparación de los examinadores / del paciente estándar. Si el personal no está familiarizado con la metodología, no estará capacitado para aplicarla (Ling, Fuller, Taylor & Johnson, 2018).
d) No debe haber más de 20 candidatos para evaluar en cada circuito (Khan *et al.*, 2013).
e) Combinar, de acuerdo con las competencias a valorar, varios instrumentos evaluativos, como los mencionados anteriormente. Además, la validez de la ECOE puede verse fortalecida debido a una organización de trabajo bien estructurada (Zabar *et al.*, 2013).

En relación con el punto c, existe cierta controversia en la bibliografía cuando se refiere a si las parrillas de evaluación deben estar muy detalladas, como afirman Newble & Swanson (1988) para tener una mayor fiabilidad, o si, por el contrario, deberían recoger solo aquellos ítems que miden dimensiones más globales, como publica Regehr, MacRae, Reznick & Szalay (1998). Estos autores manifiestan que la utilización de estos ítems globales puede ser lo más apropiado para exámenes con una finalidad sumativa, ya que son los mismos ítems que se repiten en los diferentes escenarios y el resultado se ajusta más al desempeño del alumno. Asimismo, distintas revisiones bibliográficas en relación a este tema indican que se necesitan estudios de evaluación psicométrica que se centren en mejorar la calidad metodológica del diseño de las rúbricas valorativas para obtener resultados psicométricamente sólidos de las ECOE en relación con las competencias que evalúan (Cömert, Zill, Christalle, Dirmaier, Härter & Scholl, 2016; Rushforth, 2007; Setyonugroho, Kennedy & Kropmans, 2015).

Siguiendo con el tema de las rúbricas, hay que destacar la figura del evaluador (quién las rellena). Se recomienda que sean los profesionales sanitarios los que actúen como PE, porque pueden dar más señales durante el escenario y facilitar la actuación del estudiante. Los PE deben entrenarse de forma protocolizada y evaluar su fiabilidad (test-retest) para repetir de la misma forma su actuación como paciente en distintos escenarios, reduciendo al máximo la variabilidad interescenario (McWilliam & Botwinski, 2012, 2010; Yilmazer, Tuzer, Inkaya & Elcin, 2020). Igualmente, el evaluador (sea o no PE) debe recibir una formación específica sobre cuál es su rol como evaluador, cuál es el criterio a evaluar y el significado de cada ítem (Lee *et al.*, 2020; Ling, Fuller, Taylor & Johnson, 2018).

Deben generarse tres documentos para garantizar la calidad y el control de la ECOE:

- **Tabla de especificaciones**. Representa el diseño general y la objetividad de la prueba fijando los puntos de cada competencia en cada estación. Está constituida por una parrilla de filas y columnas, de manera que se relacionan los casos / situaciones clínicas que se utilizan con los componentes competenciales que evalúan. Cada una de las filas corresponde a una situación clínica, y las columnas corresponden a cada componente competencial que se quiere evaluar. Es el documento resumen donde se encuentra la distribución porcentual de cada competencia y se especifica en qué casos / situaciones clínicas se mide cada competencia y con qué instrumento se evalúa. A continuación, detallamos un ejemplo de la tabla de especificidad extraída de la tesis doctoral *Diseño de una prueba evaluativa para el laboratorio de simulación* (Rodríguez, 2014). En este caso, se distribuyeron 1000 puntos en toda la tabla, cantidad que puede variar en función de lo que decida la comisión de trabajo.

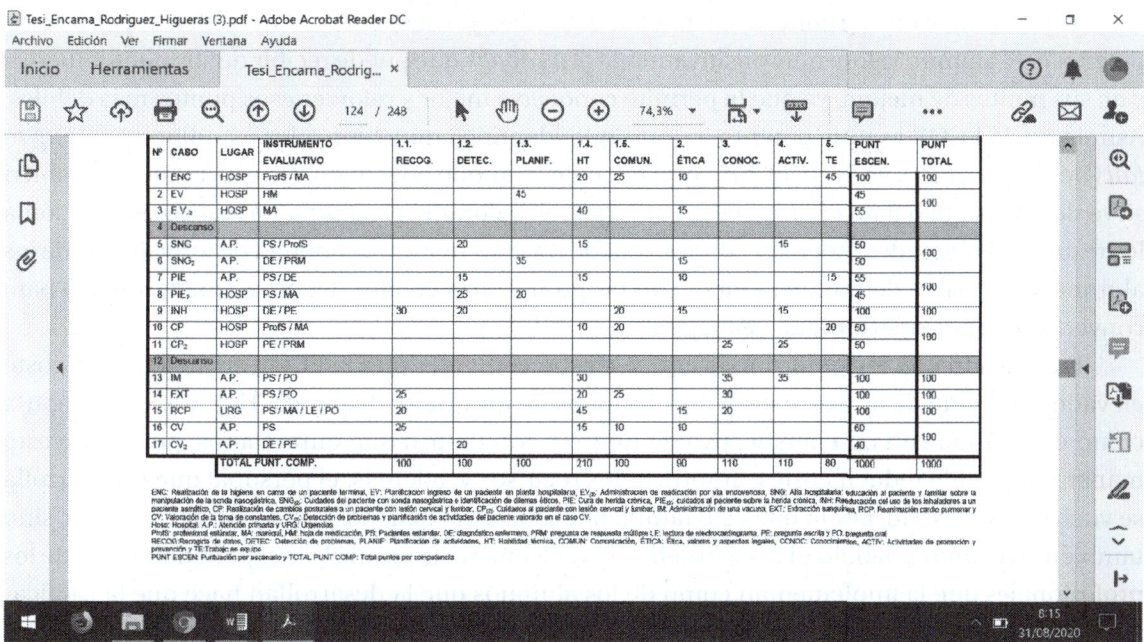

- **Casos clínicos.** Existen diferentes guiones para redactar los casos clínicos que se utilizarán en la ECOE (Serdio, 2002; Khan, Gaunt, Ramachandran & Pushkar, 2013). Nosotros proponemos la ficha que hemos diseñado en el grupo GRISCA (parrilla GRISANE).
- **Plano de logística.** Se trata del lugar donde se plasma el circuito de la prueba. Es un documento imprescindible para todos aquellos que participen en su creación y desarrollo. Además, sirve para establecer un mismo lenguaje de ubicación para todos. Se puede diseñar en función de las necesidades que determine cada comisión. Con respecto a nuestra experiencia, en cada espacio se detalla de qué estación se trata y, además, se determina el material inventariable que la compone para disponer de su control.

Reflexiones

Unos años después de implementar la prueba, el propio creador redacta un artículo en el que comenta los aspectos importantes que se tienen que considerar (Harden, 2015). A partir de estos, realizaremos nuestros comentarios por la experiencia que nos avala y resaltaremos los puntos más beneficios, así como los más críticos, que se comentan en la bibliografía.

En cuanto a los puntos beneficiosos, uno de los factores cruciales en los métodos de evaluación incluye que las mejores prácticas deben moldearse o modificarse para adaptarse al contexto específico (Herdenson, 2013). La ECOE es una metodología que en todo su recorrido en cuanto a publicaciones ha demostrado un alto grado de diversidad y adaptación frente a las nuevas situaciones. Ciertamente, todos ellos deberían ser confiables, válidos y poseer un buen impacto educativo (Herdenson, 2013) y, en ello, los profesores deberíamos dedicar nuestro empeño y aprovechar la investigación.

La ECOE aumenta el grado de confianza y aporta sentido al aprendizaje teórico obtenido por el alumno (Brighton, Mackay, Brown, Jans & Antoniou, 2017). En el momento de la prueba, el alumno percibe su nivel de aprendizaje, ya que se enfrenta él solo a diferentes situaciones clínicas. De esta manera, este tipo de evaluación modela cómo el alumno tiene que prepararse para pasar el examen, por lo que centra su estudio en la adquisición de competencias. En este sentido, es muy beneficioso medir y conocer también su satisfacción con respecto a la prueba.

La ECOE permite evaluar un gran número de competencias, tanto clínicas como transversales. Y si las evaluaciones (rúbricas) están bien definidas, permite conocer muy bien el perfil competencial. El alumno valora muy positivamente el *feedback* que puede recibir de sus puntos fuertes y de sus puntos de mejora, ya que le permite conocerse mejor y reforzar esos puntos más débiles. Asimismo, la ECOE es muy potente, puesto que identifica muy bien a los estudiantes *failing to fail* (Beckham, 2013), es decir, que no proceden de un modo adecuado. De esta manera, también sirve de diagnóstico para el propio docente y puede valorar el programa formativo en relación a los resultados obtenidos. Además, como se puede obtener una gran cantidad de indicadores de los alumnos, es posible determinar cuáles son los puntos más débiles del programa formativo para convertirlo en una oportunidad de mejora.

En relación con los puntos más críticos, cabe comentar que la ECOE suele tener un coste elevado. Depende de los recursos e instalaciones de los que se disponga. Hay que considerarla como un método con una perspectiva de futuro y con un uso que durará años, porque de esta manera es posible reducir costes, amortizar los recursos y, además, el personal que la desarrolla se vuelve más experto, por lo que esto también resulta de ayuda, no solo en cuanto a costes, sino también en cuanto a fiabilidad de la prueba. En relación a este punto, la inexperiencia tanto de los profesionales que la implementan como de los alumnos que la desarrollan hace que la calificación de la ECOE pueda no reflejar del todo su perfil competencial (supeditado a muchas variables de planificación, tanto en el desarrollo de las estaciones, en el de las rúbricas, en el uso de los evaluadores, en el papel desarrollado por el PE, etc., como en la preparación previa del alumno para afrontar la prueba).

Habrá quien considerará que se trata de una parte fragmentada de la evaluación holística del alumno. Este argumento sería legítimo si solo se utilizara este tipo de evaluación, pero, como afirma el propio Harden (2015), es un método más de evaluación. La ECOE puede encadenar estaciones para disponer de una visión más holística del alumno, pero limita la entrada de alumnos al circuito de estaciones. Ya existen formatos que duplican el tiempo (o incluso más) de alguna estación. Igualmente, alargar más las estaciones supone realizar menos, lo que implica que se pierde fiabilidad, porque se pregunta menos veces una competencia. Si no se reduce el tiempo, entonces el examen se alarga mucho.

También se puede considerar que no constituye una verdadera evaluación del estudiante, aunque lo cierto es que todo depende de su implementación y de los recursos, ya que el caso clínico se debe ajustar al máximo a la realidad (que el alumno tenga que explorar un bocio cuando el paciente estándar no lo padece, o usar modelos híbridos que hacen que se pierda realismo, etc.). Por ello, se debe orientar muy bien lo que se quiere evaluar y qué resultado de aprendizaje (componentes competenciales) se espera, para ajustar y o buscar muy bien el recurso y la herramienta evaluativa. Y en la misma línea, hay que volver a resaltar el rol del evaluador, es decir, desde el que solo coteja un listado de verificación al que realiza una evaluación general, o incluso la persona que es PE y evaluador a la vez. Hay que definir muy bien lo que puede y no puede hacer bajo unas premisas, y su actuación no debería diferir de uno a otro alumno. Una falta de congruencia con respecto a los criterios esenciales entre los evaluadores agravaría, además, el estrés del estudiante (Bouchoucha, Wikander & Wilkin, 2013), lo mismo que si se mostrara una actuación desafiante para con el estudiante. Por ello, la formación previa es muy importante y, además, si se incluye en el diseño del caso clínico, puede ayudar a entender todo mucho mejor.

Finalmente, hay que resaltar el estrés que genera en el alumno. La evaluación de la ECOE se produce en un momento único, a diferencia, por ejemplo, de la práctica clínica, que es acumulativa a lo largo de semanas. Por todo ello, Selim, Ramadan, El-Gueneidy & Gaafer (2012) observaron que el 75,5% de los estudiantes que participaron en el ECOE manifestaron un alto nivel de estrés, hecho que coincidía con los resultados de Mårtensson & Löfmark (2013). No obstante, a pesar de ser estresante, los estudiantes manifestaron que consideraban la evaluación justa. Para minimizar su impacto, el alumno no debería presentarse a una ECOE por primera vez sin un entreno previo en casos simulados. A su vez, se debe entender que la ECOE es como la representación de una jornada laboral intensa, y aquí aflora una variable más a tener en cuenta, que es cómo soporta la presión el estudiante. En este sentido, se deberán buscar entrenamientos y aprendizajes para sobrellevar esta presión.

Bibliografía

Beckham ND (2013). Objective Structured Clinical Evaluation Effectiveness in clinical evaluation for family nurse practitioner students. Clinical Simulation in Nursing, 9: 453-459. Doi: 10.1016/j.ecns.2013.04.009.

Benbenek M, Dierich M, Wyman J, Avery M, Juve C, Miller, J. (2016). Development and implementation of a capstone objective structured clinical examination in nurse practitioner and nurse-midwifery programs. Nurse Educator, 41 (6): 288-293. Doi: 10.1097/NNE.0000000000000283.

Beyer A, Dreier A, Kirschner S, Hoffmann W (2016). Testing clinical competencies in undergraduate nursing education using Objective Structured Clinical Examination (OSCE) — a literature review of international practice. Pflege, 29 (4): 193-203. Doi: 10.1024/1012-5302/a000496.

Blay Pueyo C (2006). Cómo evaluar el desarrollo profesional continuo. Evaluación de la competencia: métodos y reflexiones. Jano Extra, pp. 36-42.

Bouchoucha S, Wikander L, Wilkin C (2013). Nurse academics perceptions of the efficacy of the OSCA tool. Collegian, 20 (2): 95-100. Doi: 10.1016/j.colegn.2012.03.008.

Brighton R, Mackay M, Brown RA, Jans C, Antoniou C (2017). Introduction of Undergraduate Nursing Students to an Objective Structured Clinical Examination. The Journal of Nursing Education, 56 (4): 231-234. Doi: 10.3928/01484834-20170323-08.

Cömert M, Zill JM, Christalle E, Dirmaier J, Härter M, Scholl I. (2016). Assessing communication skills of medical students in Objective Structured Clinical Examinations (OSCE) — A systematic review of rating scales. PloS one, 11 (3): e0152717. Doi: 10.1371/journal.pone.0152717.

Cushing A, Abbott S, Lothian D, Hall A, Westwood OM (2011). Peer feedback as an aid to learning — What do we want? Feedback. When do we want it? Now! Medical Teacher, 33 (2): e105-e112. Doi: 10.3109/0142159X.2011.542522.

Gantt LT (2010). Using the Clark Simulation Evaluation Rubric with associate degree and baccalaureate nursing students. Nursing Education Perspectives, 31 (2): 101.

Goh HS, Zhang H, Lee CN, Wu XV, Wang W (2019). Value of nursing objective structured clinical examinations: A scoping review. Nurse Educator, 44 (5): E1-E6. Doi: 10.1097/NNE.0000000000000620.

Ha EH (2016). Undergraduate nursing students' subjective attitudes to curriculum for Simulation-based objective structured clinical examination. Nurse Education Today, 36: 11-17. Doi: 10.1016/j.nedt.2015.05.018.

Hamed O, Jabbad HH, Saadah OI, Al Ahwal MS, Al-Sayes FM (2018). An explanatory mixed methods study on the validity and validation of students' assessment results in the undergraduate surgery course. Medical Teacher, 40 (suplemento 1): S56-S67. Doi: 10.1080/0142159X.2018.1465181.

Harden RM (2015). Misconceptions and the OSCE. Medical Teacher, 37 (7): 608-610. Doi: 0.3109/0142159X.2015 1042443.

Harden RM, Crosby JR, Davis MH, Friedman M (1999). From competency to meta-competency: a model for the specification of learning outcomes. AMEE Education Guide, 14: 37-45. Doi: 10.1080/01421599978951.

Henderson A, Nulty DD, Mitchell ML, Jeffrey CA, Kelly M, Groves M, Knight S. (2013). An implementation framework for using OSCEs in nursing curricula. Nurse Education Today, 33 (12): 1459-1461. Doi: 10.1016/j.nedt.2013.04.008.

Holzhausen Y, Maaz A, März M, Sehy V, Peters, H (2019). Exploring the introduction of entrustment rating scales in an existing objective structured clinical examination. BMC medical education, 19 (1): 319. Doi: 10.1186/s12909-019-1736-2.

Huang HP, Chao LF, Wang YH, Liu YM, Ni LF, Jane SW (2017). The Establishment and Examination of the Reliability, Validity, Discrimination, and Difficulty of Nursing Objective Structured Clinical Examination (OSCE). Hu Li Za Zhi The Journal of Nursing, 64 (6): 67-76. Doi: 10.6224/JN.000084.

Kelly MA, Mitchell ML, Henderson A, Jeffrey CA, Groves M, Nulty DD, Knight S (2016). OSCE best practice guidelines — applicability for nursing simulations. Advances in Simulation, 1 (1): 10. Doi: 10.1186/s41077-016-0014-1.

Khan KZ, Ramachandran S, Gaunt K, Pushkar P (2013). The objective structured clinical examination (OSCE): AMEE guide no. 81. Part I: an historical and theoretical perspective. Medical teacher, 35 (9): e1437-e1446. Doi: 10.3109/0142159X.2013.818634.

Lasater K (2007). Clinical judgment development: Using simulation to create an assessment rubric. Journal of nursing education, 46 (11): 496-503. Doi: 10.3928/01484834-20071101-04.

Lee KC, Ho CH, Yu CC, Chao YF (2020). The development of a six-station OSCE for evaluating the clinical competency of the student nurses before graduation: A validity and reliability analysis. Nurse Education Today, 84: 104247. Doi: 10.1016/j.nedt.2019.104247.

Ling C, Fuller A, Taylor L, Johnson H (2018). Triangulation of Multifactorial Assessment: Bringing Objectivity to Objective Structured Clinical Examination Evaluation. Clinical Simulation in Nursing, 16: 40-47. Doi: 10.1016/j.ecns.2017.10.009.

Lyngå P, Masiello I, Karlgren K, Joelsson-Alm E. (2019). Experiences of using an OSCE protocol in clinical examinations of nursing students — A comparison of student and faculty assessments. Nurse Education in Practice, 35: 130-134. Doi: 10.1016/j.nepr.2019.02.004.

Major DA (2005). OSCEs – seven years on the bandwagon: The progress of an objective structured clinical evaluation programme. Nurse Education Today, 25 (6): 442-454. Doi: 10.1016/j.nedt.2005.03.010.

Mårtensson G, Löfmark A (2013). Implementation and student evaluation of clinical final examination in nursing education. Nursing Education Today, 33: 1563-1568. Doi: 10.1016/j.nedt.2013.01.003.

McWilliam P, Botwinski C (2010). Developing a successful nursing Objective Structured Clinical Examination. Journal of Nursing Education, 49 (1): 36-41. Doi: 10.3928/01484834-20090915-01.

McWilliam P, Botwinski C (2012). Identifying strengths and weaknesses in the utilization of Objective Structured Clinical Examination (OSCE) in a nursing program. Nurse Education Perspectives, 33 (1): 35-39. Doi: 10.5480/1536-5026-33.1.35.

Miller GE (1990). The assessment of clinical skills/competence/performance. Academic medicine, 65 (9): S63-67. Doi: 10.1097/00001888-199009000-00045.

Newble D, Swanson DB (1988). Psychometric characteristics of the objective structured clinical examination. Medical Education, 22: 325-334. Doi: 10.1111/j.1365-2923.1988.tb00761.x.

Obizoba C (2018). Mitigating the challenges of objective structured clinical examination (OSCE) in nursing education: A phenomenological research study. Nurse Education Today, 68: 71-74. Doi: 10.1016/j.nedt.2018.06.002.

Poblete M. (2008). Evaluación de competencias en la educación superior. Preguntas clave que sobre evaluación de competencias se hacen los profesores. Tentativas de respuesta. IV Jornadas Universitarias de Innovación y Calidad: Buenas Prácticas Académicas para la Innovación del Proceso de Aprendizaje en el Espacio Europeo de Educación Superior (EEES). Bilbao: Universidad de Deusto. 15-16 septiembre.

Raurell-Torredà M, Romero-Collado À, Bonmatí-Tomàs A, Olivet-Pujol J, Baltasar-Bagué A, Solà-Pola M, Mateu-Figueras G (2018). Objective structured clinical examination: An assessment method for academic-practice partnerships. Clinical Simulation in Nursing, 19: 8-16. Doi: 10.1016/j.ecns.2017.11.001.

Regehr G, MacRae H, Reznick RK, Szalay D (1998). Comparing the psychometric properties of cheklists and global rating scales for assessing performance on an OSCE-format Examination. Academic Medicine, 73 (9): 993-997. Doi: 10.1097/00001888-199809000-00020.

Rodríguez Higueras, E. (2014). Diseño de una prueba evaluativa de competencias para el laboratorio de simulación de enfermería. Universitat Internacional de Catalunya.

Rushforth HE (2007). Objective structured clinical examination (OSCE): review of literature and implications for nursing education. Nurse Education Today, 27 (5): 481-490.

Selim AA, Ramadan FH, El-Gueneidy MM, Gaafer MM (2012). Using Objective Structured Clinical Examination (OSCE) in undergraduate psychiatric nursing education: is it reliable and valid? Nurse Education Today, 32: 283-238. Doi: 10.1016/j.nedt.2011.04.006.

Serdio E (2002). ECOE: Evaluación clínica objetiva estructurada. (I). Competencias y su evaluación. Medicina de Familia, 1: 49-52.

Setyonugroho W, Kennedy KM, Kropmans TJ (2015). Reliability and validity of OSCE checklists used to assess the communication skills of undergraduate medical students: a systematic review. Patient education and counseling, 98 (12): 1482-1491. Doi: 10.1016/j.pec.2015.06.004.

Shin S, Park JH, Kim JH (2015). Effectiveness of patient simulation in nursing education: meta-analysis. Nurse Education Today, 35 (1): 176-182. Doi: 10.1016/j.nedt.2014.09.009.

Solà M, Pulpón AM, Morin V, Sancho R, Clèries X, Fabrellas N. (2017). Towards the implementation of OSCE in undergraduate nursing curriculum: A qualitative study. Nurse Education Today, 49: 163-167. Doi: 10.1016/j.nedt.2016.11.028.

Solà-Pola M, Morin-Fraile V, Fabrellas-Padrés N, Raurell-Torreda M, Guanter-Peris L, Guix-Comellas E, Pulpón-Segura AM (2020). The usefulness and acceptance of the OSCE in nursing schools. Nurse Education in Practice, 43: 102736. Doi: 10.1016/j.nepr.2020.102736.

Stunden A, Halcomb E, Jefferies D (2015). Tools to reduce first year nursing students' anxiety levels prior to undergoing objective structured clinical assessment (OSCA) and how this impacts on the student's experience of their first clinical placement. Nurse Education Today, 35 (9): 987-991. Doi: 10.1016/j.nedt.2015.04.014.

Taylor I, Bing-Jonsson PC, Johansen E, Levy-Malmberg R, Fagerström L (2019). The Objective Structured Clinical Examination in evolving nurse practitioner education: A study of students' and examiners' experiences. Nurse Education in Practice, 37: 115-123. Doi: 10.1016/j.nepr.2019.04.001.

Todd M, Manz JA, Hawkins KS, Parsons ME, Hercinger M. (2008). The development of a quantitative evaluation tool for simulations in nursing education. International Journal of Nursing Education Scholarship, 5 (1): 1-17. Doi: 10.2202/1548-923X.1705.

Van der Vleuten CP (1996). The assessment of professional competence: Development, research and practical implications. Advances in Health Sciences Education, 1: 41-67. Doi: 10.1007/BF00596229.

Wikander L, Bouchoucha SL (2018). Facilitating peer based learning through summative assessment — An adaptation of the Objective Structured Clinical Assessment tool for the blended learning environment. Nurse Education in Practice, 28: 40-45. Doi: 10.1016/j.nepr.2017.09.011.

Yilmazer T, Tuzer H, Inkaya B, Elcin M (2020). The impact of standardized patient interactions on nursing students' preventive interventions for pressure ulcers. Journal of Tissue Viability, 29 (1): 19-23. Doi: 10.1016/j.jtv.2019.11.004

Zabar S, Kachur EK, Kalet A, Hanley H (2013). Objetive Structured Clinical Examinations. 10 Steps to planing and implementing OSCEs and other standardized patient exercises. Nueva York: Springer.

TEMA 8

Parrillas validadas para la evaluación del escenario simulado

Marta Raurell Torredà (Facultad de Enfermería, Universidad de Barcelona)

La guía clínica de la National League for Nursing[1] sobre cómo evaluar mediante simulación afirma que la facultad o escuela tiene la obligación ética de asegurarse de que los test sean válidos, soportados por evidencia sólida y consistentes con los programas que se imparten. Debería comprobarse de manera regular la fiabilidad interevaluador.

Hasta el día de hoy, todos los instrumentos que se han publicado para evaluar la actuación de los estudiantes durante la simulación han sido creados y validados en el ámbito anglosajón. El GRISCA (Grup Recerca Infermera en Simulació a Catalunya i Andorra), como grupo de investigación, primero, no reconocido, y el GRISIMULA (2017 SGR 531), posteriormente reconocido como emergente, han traducido y adaptado a nuestro contexto cultural los instrumentos que en la revisión de la bibliografía muestran propiedades psicométricas adecuadas.

En un cuaderno de acceso libre publicamos ejemplos de escalas adaptadas y validadas a nuestro contexto cultural para su aplicación en la simulación del grado de Enfermería, así como en la simulación interprofesional.[2]

1. Escala de valoración de competencias enfermeras en simulación de Creighton (c-sei_sp)

Mariona Farrés Tarafa (Universidad Campus Docente San Juan de Dios)

La escala de valoración de competencias enfermeras en simulación de Creighton, original de Martha Todd,[3] fue adaptada a nuestro contexto cultural por Roldan y colaboradores.[4] Consta de 22 ítems agrupados en cuatro categorías: valoración, comunicación, pensamiento crítico y competencias técnicas (anexo 1):

- Valoración: incluye los comportamientos necesarios para que los estudiantes obtengan datos objetivos y subjetivos para completar la historia clínica del paciente. La finalidad es que el estudiante pueda tomar las decisiones de forma organizada y correcta.
- Comunicación: incluye cinco comportamientos, entendiendo que la comunicación efectiva se logra cuando los estudiantes se comunican con el paciente simulado, tanto de manera verbal como no verbal, y de forma clara, concisa y precisa.
- Pensamiento crítico: incluye ocho comportamientos. Tres evalúan la importancia de ser capaz de interpretar la información que se obtiene. Los cuatro siguientes se refieren al desarrollo y evaluación de un plan de atención para el paciente simulado. El octavo se basa en la reflexión del alumnado sobre la experiencia en simulación.
- Competencias técnicas: la ejecución correcta de las habilidades técnicas es esencial para una práctica enfermera segura. En este instrumento se incluye: la administración de medicamentos de forma segura, la identificación del paciente antes de realizar cualquier procedimiento, el lavado de manos adecuado y el manejo de equipamientos tecnológicos.

El método de valoración para adjudicar una puntuación a cada estudiante consiste en asignar un 0 si el alumno no demuestra su competencia, o un 1 si la demuestra. Además, se tiene la opción (según el nivel de los estudiantes y las características del escenario) de que cuando el ítem no sea aplicable se identifique como no evaluable (N/E).

2. Rúbrica de juicio clínico de Lasater

Montserrat Román-Cereto (Servicio Andaluz de Salud, Universidad de Málaga)

Un instrumento ampliamente utilizado para evaluar el juicio clínico de los estudiantes durante las simulaciones es la Lasater Clinical Judment Rubric (LCJR).[5] Basada en el modelo de juicio clínico de Tanner,[6] comprende cuatro dimensiones: reconocimiento de la situación, interpretación, respuesta efectiva y reflexión. Puede ser utilizada como una herramienta de observación por parte de los evaluadores, o completada por los estudiantes como un ejercicio de autorreflexión.

La comparación de las puntuaciones pre-LCJR y post-LCJR puede proporcionar a estudiantes e instructores una medida de los cambios percibidos en el juicio clínico relacionado con la experiencia de simulación.

La adaptación a nuestro contexto cultural de la rúbrica de Lasater[7] describe 11 indicadores clínicos (anexo 2) a partir de las cuatro dimensiones del modelo de juicio clínico de Tanner:[6]

- Notifica: observa, reconoce desviaciones de los patrones esperados y busca información.
- Interpreta: prioriza los datos que hay que interpretar.
- Responde: se centra en si está tranquilo y confiado, si es claro comunicando, si planifica correctamente y si tiene habilidad para la realización de las técnicas propuestas.
- Reflexiona: fase de autoanálisis y compromiso con la mejora.

La rúbrica, a pesar de no requerir formación previa de los evaluadores, lo cual es una ventaja, tiene ciertas limitaciones. No discrimina diferencias en el juicio clínico según la complejidad del escenario simulado, es decir, no se ha validado en función de si el escenario es con simulación de baja o alta fidelidad, pudiendo requerir la segunda la toma de decisiones más complejas que la primera.

3. Escala de valoración de la actuación en equipo (EVAE)

Encarna Rodríguez Higueras (Facultad de Medicina y Ciencias de la Salud, Universidad Internacional de Cataluña)

Una de las cuatro escalas originales en inglés para evaluar el trabajo en equipo y la colaboración interprofesional, la Kidsim Team Performance Scale, se ha traducido y validado en nuestro contexto cultural.[2] Original de Sigalet y colaboradores,[8] la adaptación y validación que Rodríguez y colaboradores (en proceso de publicación) llevaron a cabo y que en espanol se denomina Escala de valoración de la actuación del equipo (EVAE), consta de 11 ítems, con una puntuación del 1 al 5, según la clasificación de cada ítem.

Está constituida por tres dimensiones (anexo 3):

- Identificación de roles y capacidad de liderazgo: son 3 ítems que evalúan la identificación de la figura del líder, la delegación de tareas y la claridad de la asignación de los roles dentro del equipo.
- Comunicación del equipo: valora aspectos importantes de su actuación, como la monitorización compartida, pensar en voz alta, compartir información, parafrasear, solicitar aclaraciones, realizar resúmenes del estado del paciente y hablar en voz alta para la prevención de errores.
- Uso de recursos que se explica con un solo ítem. Es necesaria una formación mínima de 45 minutos de preparación previa para el manejo ajustado de la escala y diseñar la actividad que se va a evaluar teniendo en cuenta la escala EVAE, con el objetivo de mejorar la concordancia interevaluador.

4. Escala de evaluación del proceso de administración de la medicación (Medicorrect)

Marta Raurell Torredà (Facultad de Enfermería, Universidad de Barcelona)

Se trata de una escala creada por el equipo investigador liderado por la autora en nuestro contexto cultural con la colaboración de 18 profesores de 7 universidades españolas. Está en proceso de revisión para ser publicada.

Requiere entrenamiento previo de las habilidades cognitivas relacionadas con el proceso de medicación en la fase de *prebriefing*, que se recomienda que se imparta *online*. Se trata de presentar el caso clínico con su correspondiente diagnóstico médico, constantes vitales iniciales y prescripción farmacológica (indicando la presentación disponible de los fármacos en el laboratorio de simulación), para que el estudiante trabaje de forma autónoma:

- El cálculo de dosis, si procede.
- Cómo reconstituir el fármaco con la solución adecuada para obtener la dosis pautada (describir cada paso del proceso).
- Revisar las indicaciones, contraindicaciones y método de administración del fármaco prescrito (describir cada paso del proceso).
- Revisar, si procede, qué resultados de laboratorio deberían chequearse antes de la administración del fármaco prescrito, justificando la respuesta.
- Razonar si ante la situación clínica presentada, el fármaco prescrito no debería ser administrado.

Una vez entregado el ejercicio descrito sobre habilidades cognitivas relacionadas con el proceso de administración de la medicación, el estudiante deberá entrenar las habilidades prácticas en el laboratorio de simulación hasta completar el proceso.

La parrilla para evaluar dichas habilidades prácticas durante la simulación consta de 10 ítems:

Ítem	Descripción
1	Realizar doble verificación de la identidad del paciente (nombre y apellidos, más la historia clínica o fecha nacimiento, preguntando al paciente* y revisando los mismos datos en su pulsera identificativa) *Si el paciente no está comunicativo, contrastar con la historia clínica
2	Preguntar al paciente por sus alergias e intolerancias (si no está comunicativo, consultar en la historia clínica y/o a la familia)
3	Identificar y chequear los signos vitales que pueden alterarse con la medicación a administrar
4	Chequear los resultados de laboratorio relacionados con la medicación antes de administrarla *En el *prebriefing* del caso debe acordarse qué fármacos requieren valorar la analítica
5	Etiquetar la medicación con la información del fármaco (nombre-dosis) y paciente (nombre completo)
6	Higiene de manos y uso de guantes, si es preciso* *De acuerdo con el manual de instrucciones previo a la simulación
7	Desinfectar el puerto de entrada de la medicación: conexiones y/o piel *En los fármacos por vía oral, este ítem se considerará correcto
8	Usar el equipo adecuado para administrar la medicación por vía oral (vaso con agua), vía sublingual (ningún equipo, explicación al paciente), vía sc / Im (localización e inclinación de la aguja correcta), vía IV (bolus, microgotero, bomba de perfusión continua), vía nebulizada (mascarilla con reservorio), vía inhalada (dispositivo unidosis)
9	Realizar actividades de vigilancia y control postadministración
10	Registrar el fármaco administrado, dosis, vía y hora

Las opciones de respuesta son realiza / no realiza.

Los anexos citados en el texto se hallan en el Moodle, el mismo lugar donde se encuentra el tema de este capítulo, para que resulten más accesibles durante la simulación, si procede:

Anexo 1: Creighton, Instrumento de Evaluación de Competencias en Simulación (C-SEI-sp)
Anexo 2: Rúbrica de juicio clínico de Lasater
Anexo 3: Escala de valoración de la actuación en equipo (EVAE)

Bibliografía

1. NLN Fair Testing Guidelines for Nursing Education. Accesible en: www.nln.org/docs/default-source/default-document-library/fairtestingguidelines.pdf?sfvrsn=2. Consultado el 2 de septiembre de 2020.
2. Raurell Torredà M (coord.) (2019). La evaluación de competencias, en profesionales de la salud, mediante la metodología de la simulación. Barcelona: Ediciones Octaedro. ISBN: 978-84-17667-65-8.
3. Todd M *et al.* (2008). The development of a quantitative evaluation tool for simulations in nursing education. International Journal of Nursing Education Scholarship, 5 (1): 1-17.
4. Roldán-Merino J *et al.* (2019). Reliability and validity study of the Spanish adaptation of the Creighton simulation evaluation instrument (C-SEI). Nurse Education Practice, 35: 14-20.

5. Lasater K (2007). Clinical judgment development: Using simulation to create an assessment rubric. Journal of Nursing Education, 46: 496-503.

6. Tanner CA (2006). Thinking like a nurse: A research-based model of clinical judgment in nursing. Journal of Nursing Education, 45 (6): 204-211.

7. Román-Cereto M *et al.* (2018). Cultural adaptation and validation of the Lasater clinical judgment rubric in nursing students in Spain. Nurse Education Today, 64: 71-78.

8. Sigalet E *et al.* (2013). Development of a team performance scale to assess undergraduate health professionals. Academic Medicine, 88 (7): 989-996.

Anexo I. Instrumento de Evaluación de Simulación, Creighton (C-SEI-sp)

Caso:	0 = No demuestra competencia / 1 = Demuestra competencia (Marque con un círculo la puntuación pertinente para todos los criterios aplicables)		Fecha: OBSERVACIONES GRUPALES*
VALORACIÓN			
Obtiene datos subjetivos pertinentes	0	1	
Obtiene datos objetivos pertinentes	0	1	
Realiza valoraciones de seguimiento según sea necesario	0	1	
Valora de manera sistemática y ordenada usando la técnica correcta	0	1	
COMUNICACIÓN			
Se comunica de manera efectiva con el personal (delegación, términos médicos, SBAR*)	0	1	
Se comunica de manera efectiva con el paciente y acompañantes (verbal, no verbal, educativo)	0	1	
Escribe la documentación de manera clara, concisa y precisa	0	1	
Responde a los resultados anómalos adecuadamente	0	1	
Fomenta el realismo/la profesionalidad	0	1	
PENSAMIENTO CRÍTICO			
Interpreta los signos vitales (T, FC, FR, TA, dolor)	0	1	
Interpreta los resultados del laboratorio	0	1	
Interpreta los datos subjetivos/objetivos (discierne los datos relevantes de los irrelevantes)	0	1	
Formula resultados prioritarios medibles	0	1	
Realiza intervenciones orientadas hacia los resultados	0	1	
Ofrece un razonamiento específico para sus intervenciones	0	1	
Evalúa las intervenciones y los resultados	0	1	
Reflexiona sobre la experiencia de simulación	0	1	
COMPETENCIAS TÉCNICAS			
Utiliza la identificación de los pacientes	0	1	
Toma las precauciones generales, incluyendo lavarse las manos	0	1	
Administra la medicación de manera segura	0	1	
Maneja los equipos, los tubos y los drenajes terapéuticamente	0	1	
Realiza los procedimientos correctamente	0	1	

Estudiantes participantes		Total	
		Parcial(0,75 x ítems)	
Evaluador:			* Comentarios individuales en el formulario de evaluació nclínica

* SBAR: acrónimo inglés de: Situación, Antecedentes, Evaluación y Recomendación

Citación escala de Creighton validada al español.

Roldán-Merino J, Farrés-Tarafa M, Estrada-Masllorens JM, Hurtado-Pardos B, Miguel-Ruiz D, Nebot-Bergua C, et al. Reliability avalidity study of the Spanish adaptation of the "Creighton Simulation Evaluation Instrument (C-SEI)."

Nurse education in practice. 2019;35:14–20. https://acrobat.adobe.com/id/urn:aaid:sc:EU:dd4o8fe5-eed7-46f1-addb-1737bc2948a8.

Anexo II. Rúbrica de juicio clínico de Lasater

	EJEMPLAR	ALCANZADO	EN DESARROLLO	PRINCIPIANTE
			ATENCIÓN EFECTIVA QUE IMPLICA	
Observación enfocada	Focaliza la observación adecuadamente: observa y monitoriza regularmente una amplia variedad de datos objetivos y subjetivos para descubrir cualquier información útil.	Observa y monitoriza regularmente una variedad de datos, incluyendo tanto los objetivos como los subjetivos; detecta la mayor parte de la información útil pero puede que le pasen desapercibidos signos más sutiles.	Intenta monitorizar una variedad de datos objetivos y subjetivos, pero se ve superado/a por el despliegue de datos; se centra en los datos más obvios, pasándole desapercibida alguna información importante.	Confundido/a por la situación clínica y la cantidad y tipo de datos; la observación no la hace de forma organizada y le pasan desapercibidos datos importantes y/o comete errores en la valoración.
Reconocimiento de desviaciones de patrones esperados	Reconoce patrones sutiles y desviaciones de patrones esperados en los datos y los usa para guiar la valoración.	Reconoce los patrones más obvios y las desviaciones en los datos y los usa para valorar continuamente.	Identifica patrones y desviaciones obvias, dejando de lado alguna información importante; inseguro/a en cómo continuar la valoración.	Se centra en una sola cosa cada vez, dejando de lado la mayoría de patrones y desviaciones esperadas; desaprovecha oportunidades para refinar la valoración.
Búsqueda de información	Busca de forma asertiva información para planificar una intervención: recoge cuidadosamente datos subjetivos mediante la observación y la interacción con el paciente y la familia.	Busca activamente en el paciente y su familia información subjetiva sobre la situación del paciente para apoyar la planificación de intervenciones: a veces no sigue pistas importantes.	Hace esfuerzos limitados para buscar información adicional del paciente y su familia; a menudo parece no saber qué información buscar y/o sigue información no relacionada.	No es efectivo/a buscando información; confía fundamentalmente en datos objetivos; tiene dificultad para interactuar con el paciente y la familia y no recoge datos subjetivos importantes.

	EJEMPLAR	ALCANZADO	EN DESARROLLO	PRINCIPIANTE
			INTERPRETACIÓN EFECTIVA, QUE IMPLICA	
Priorización de datos	Se centra en los datos más importantes y relevantes útiles para explicar la situación del paciente.	Generalmente, se centra en los datos más importantes y busca información adicional relevante, pero puede intentar atender a datos menos pertinentes.	Hace un esfuerzo para priorizar los datos y se centra en lo más importante, pero también atiende a datos menos relevantes o útiles.	Tiene dificultad para centrarse y parece no saber qué datos son los más importantes para el diagnóstico; intenta atender a todos los datos disponibles.
Búsqueda de sentido en los datos	Incluso cuando se enfrenta a datos complejos, confusos o conflictivos, es capaz de (a) notar y darle sentido a los patrones en los datos del paciente, (b) compararlos con patrones conocidos (de la base de conocimiento de enfermería, investigación, experiencia personal, intuición) y (c) desarrolla planes de intervención que pueden justificarse en términos de su probabilidad de éxito.	En la mayoría de situaciones, interpreta los patrones de datos del paciente y los compara con patrones conocidos para desarrollar un plan de intervención razonado; las excepciones son raras o en casos complicados donde sería adecuado buscar la orientación de una enfermera especialista o más experta.	En situaciones simples, comunes o familiares, es capaz de comparar los patrones de datos del paciente con los conocidos y desarrollar o explicar planes de intervención; sin embargo, tiene dificultad incluso con datos moderadamente difíciles o situaciones esperables en estudiantes; requiere consejo o ayuda de forma inapropiada.	Incluso en situaciones simples, comunes o familiares, tiene dificultad para interpretar o encontrar sentido a los datos; tiene problemas para distinguir entre explicaciones alternativas e intervenciones adecuadas, y requiere ayuda tanto para identificar el problema, como para desarrollar la intervención.

	EJEMPLAR	ALCANZADO	EN DESARROLLO	PRINCIPIANTE
			RESPUESTA EFECTIVA QUE IMPLICA	
Calma, actitud confiada	Asume responsabilidad; delega tareas en el equipo; valora a los pacientes y los tranquiliza, así como a sus familias.	Generalmente muestral liderazgo y confianza y es capaz de controlar o calmar la mayoría de situaciones; puede mostrar estrés en situaciones particularmente difíciles o complejas.	Es incierto en el rol de líder; tranquiliza a los pacientes y las familias en situaciones rutinarias y relativamente simples, pero se estresa y se desorganiza fácilmente.	Excepto en situaciones simples y rutinarias, se estresa y se desorganiza, no tiene control, genera ansiedad en los pacientes y familiares o los incapacita para cooperar.
Comunicación clara	Se comunica de forma efectiva; explica las intervenciones; calma y tranquiliza a los pacientes y familiares; dirige e implica a los miembros del equipo; explica y da instrucciones; comprueba que son comprendidas.	Generalmente se comunica bien, da explicaciones cuidadosas a los pacientes, da instrucciones claras al equipo; podría ser más efectivo a la hora de establecer una buena relación.	Muestra alguna habilidad para la comunicación (ej.: dando instrucciones); su comunicación con los pacientes, familiares y miembros del equipo es parcialmente exitosa; muestra una actitud cuidadora pero no competencia.	Tiene dificultades para comunicarse: sus explicaciones son confusas; las instrucciones no son claras o son contradictorias; confunde a los pacientes y familiares o les genera ansiedad y no los tranquiliza.
Intervención bien planificada/ flexibilidad	Las intervenciones las individualiza para el paciente; monitoriza atentamente la evolución del paciente y es capaz de ajustar el tratamiento según las respuestas del paciente.	Desarrolla intervenciones de acuerdo con los datos relevantes del paciente; monitoriza la evolución regularmente pero no espera tener que cambiar los tratamientos.	Desarrolla intervenciones de acuerdo con los datos más obvios; monitoriza la evolución pero es incapaz de hacer ajustes en función de las respuestas del paciente.	Se centra en hacer una única intervención, fijando una solución probable, pero que puede ser vaga, confusa y/o incompleta; puede que monitorice algo.
Habilidoso/a	Muestra dominio en las habilidades enfermeras necesarias.	Muestra competencia en el uso de las mayoría de habilidades enfermeras, pero podría mejorar la velocidad o la adecuación.	Duda o es inefectivo/a en el uso de las habilidades enfermeras.	Es incapaz de seleccionar y/o llevar a cabo las habilidades enfermeras.

	EJEMPLAR	ALCANZADO	EN DESARROLLO	PRINCIPIANTE
			REFLEXIÓN EFECTIVA QUE IMPLICA	
Evaluación/auto-análisis	Evalúa y analiza de forma independiente su propio desempeño clínico, dándose cuenta de los puntos de decisión, elaborando alternativas y evaluando adecuadamente las opciones.	Evalúa y analiza su propio desempeño clínico con una mínima invitación a hacerlo, principalmente sobre sucesos y decisiones importantes; identifica puntos de decisión clave y considera alternativas.	Incluso cuando se le invita a hacerlo, verbaliza brevemente las evaluaciones más obvias; tiene dificultad para imaginar elecciones alternativas; se autoprotege cuando evalúa sus elecciones personales.	Incluso cuando se le invita a hacerlo, las evaluaciones son breves, someras y no se usan para mejorar la práctica; justifica las decisiones y elecciones personales sin evaluarlas.
Compromiso para la mejora	Demuestra compromiso para seguir mejorando; reflexiona sobre sus experiencias y las evalúa críticamente; identifica con precisión sus fortalezas y debilidades y desarrolla planes específicos para eliminar las debilidades.	Demuestra deseo de mejorar su desempeño; reflexiona y evalúa sus experiencias; identifica sus fortalezas y debilidades; podría ser más sistemático/a evaluando sus debilidades.	Demuestra conciencia de la necesidad de seguir mejorando y hace algunos esfuerzos para aprender de la experiencia y mejorar su desempeño, pero tiende a afirmar lo obvio y necesita evaluación externa.	No muestra interés en mejorar el desempeño o es incapaz de hacerlo; apenas reflexiona; no es crítico/a consigo mismo/a o excesivamente crítico/a (según con arreglo al nivel de desarrollo), no es capaz de ver fallos, o necesidad de mejora.

Anexo III. Escala Valoración Actuación en Equipo (EVAE)

Acrónimo	EVAE
Aplicabilidad	Estudiantes de grado
Número de ítems	11
Descripción	Instrumento de evaluación con adecuadas propiedades psicométricas de validez y fiabilidad para ser utilizado en el contexto español para la medición del desempeño del trabajo en equipo en estudiantes de grados de enfermería y medicina.
Versiones	Original de Elaine Sigalet (KidSIM Team Performance Scale). Adaptación y validación en el contexto español: Encarna Rodríguez, Carolina Chabrera, Mariona Farrés, Jordi Castillo, Montse Virumbrales y Marta Raurell.
Procedimiento de evaluación	Cada ítem debe puntuarse del grado 1 al 5. Puntuación mínima de la escala: 11; máxima: 55. Tiene dos dimensiones: – roles y capacidad de liderazgo: son los ítems 1, 2, 3, 9 y 10 – comunicación del equipo: son los ítems restantes (4, 5, 6, 7 8 y 11).
Tiempo estimado para completar evaluación	180-240 segundos
Requiere entrenamiento previo	Sí, requiere explicación y entrenamiento. Solicitar a la autora (erodriguez@uic.es) el manual formativo.
Tipo de licencia	Libre
Número de publicaciones que han usado la escala (citar a pie de página)	Según pubmed salen 36 referencias relacionadas con la escala original (KidSIM Team Performance Scale).